民族医药抢救性发掘整理

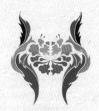

德昂族
医药简介

瞿广城　方路　主编

U0304671

中医古籍出版社

图书在版编目（CIP）数据

德昂族医药简介/瞿广城，方路主编. 一北京：中医古籍出版社， 2014.6
（民族医药抢救性发掘整理）
ISBN 978-7-5152-0553-3

Ⅰ．①德… Ⅱ．①瞿… ②方… Ⅲ．①德昂族－民族医学 Ⅳ． ①R296.4

中国版本图书馆CIP数据核字(2014)第010153号

民族医药抢救性发掘整理

德昂族医药简介

瞿广城　方路　主编

责任编辑　孙志波
装帧设计　韩博玥　张雅娣
出版发行　中医古籍出版社
社　　址　北京东直门内南小街16号（100700）
印　　刷　廊坊市三友印务装订有限公司
开　　本　710×1000　1/16
印　　张　8.25
字　　数　107千字　彩插16幅
版　　次　2014年6月第1版　2014年6月第1次印刷
印　　数　0001～2000册
书　　号　ISBN 978-7-5152-0553-3
定　　价　34.00元

《德昂族医药简介》编委会

主　审　马克坚

主　编　瞿广城　方　路

副主编　赵文科　金　锦　马克坚　侯凤飞

编　委　（按姓氏笔画排序）

马克坚　方　路　付　珊　陆宇惠

杨玉琪　金　锦　赵文科　侯凤飞

赵景云　贺铮铮　俞永琼　莫用元

郭世民　瞿广城

序

　　满族、鄂温克族、布朗族、怒族、傈僳族、佤族、德昂族、阿昌族、哈尼族、仫佬族等10个少数民族传统医药的发掘整理是国家"十一五"科技支撑计划资助项目"民族医药发展关键技术示范研究"课题，也是一项民族医药抢救性发掘整理任务。这项工作，在中国中医药科技开发交流中心的组织指导下和有关民族地区一批专家的努力发掘下，从2008年启动到2011年结题，历时3年终于完成，取得了丰硕的成果。不仅推动了当地的民族医药工作，而且编著出版了这套《民族医药抢救发掘整理丛书》，使无形的文化遗产变成了有形的文本记录。这是我国民族医药事业发展建设的一项重要成果，为我国传统医药非物质文化遗产保存、保护了一份可贵资料。

　　民族文化是民族医药之母。上述10个民族中有8个民族信仰萨满教或原始宗教即自然崇拜、多神崇拜和祖先崇拜，有两个民族信仰南传佛教。他们的宗教信仰影响了他们的世界观、生命观和疾病观，以致传统医药中保留了不少"医巫不分""医巫一体""鬼神作祟""神药两解"的成分或痕迹。这一点，最容易引起现代科学者的反感；有人甚至攻其一点，不及其余，对民族医药采取完全否定的态度。但这正是民族文化难以回避的问题。因为，一方面，任何传统医药都有医巫不分的童年；另一方面，"神药两解"在不断的医疗实践中有了变化，也有了新意，已不是一般的望文生义所能理解和愿意理解的。《黄帝内经》云："拘于鬼神者，不可与言至德。"（见"五脏别论篇"）春秋时代的名医扁鹊说："故病有六不治。骄恣不论于理，一不治也；轻身重财，二不治也；衣食不能适，三不治也；阴阳并，脏气不定，四不治也；形羸不能服药，五不治也；信巫不信医，六不治也。"这第六个不治，与《黄帝内经》"不可与言至德"内外呼应，成为中医脱离"医巫不分"的有力证明。但许多民族医药还没有达到这个程度。纵然如此，民族医药仍不失为伟大医药宝库的重要组成部分。西方无数的政治家、科学家都是有神论者，他们相信上帝、相信真主，经常遇事祷告，按着圣经宣誓，人们习以为常，不以为奇，而唯独中国的一部分科学工作者和管理工作者，高举科学主义的大旗，对民族医药责难有加，苛求无尽，不欲其生。在长期处于发展中的中国，在认知文化多样性的今天，这种狭隘的"科学观"实在令人费解。

从总体上看，《民族医药抢救发掘整理丛书》对每个民族医药的记述包括四个部分：一是本民族的基本情况、文化背景、民间习俗；二是养生观念、起居饮食、病因病原、诊断治疗等传统医药知识；三是草药资源和草药应用；四是医药历史和医林人物。其发掘整理的深度并不一致。有的如满医药、佤医药、哈尼医药过去已有人收集整理，出版过书籍。不过这一次做得更加全面更加系统。《民族医药抢救发掘整理丛书》对民族医药的诊疗、方药的收集最为着力，但正如《阿昌族医药》的编著者所言："这些治疗方法与用药经验以"碎片"的形式高度分散在各个阿昌医的头脑里，以本民族语言流传于民间。"其他民族医药也是大抵如此。特别是时至今日未发掘整理某些民族医药，其丢失衰败的程度已相当不堪。要完整地收拾这一片"原生态"的领域，事实上已经不可能了。身怀绝技的民族民间医生，已如凤毛麟角。所以这一批抢救得来的10种民族医药资料，就显得尤其珍贵。

从20世纪80年代以来，中国进入解放思想、改革开放的新时期。1984年，卫生部和国家民委在呼和浩特市召开了第一届全国民族医药工作会议，提出了继承发展民族医药的全面规划和整理发掘民族医药的具体任务。近30年来，发掘整理基本上接近完成，还有20个少数民族的传统医药尚待发掘，他们主要是人口较少民族。数量虽少，但任务艰巨。因为他们都在边远贫困地区，居住分散，交通不便。但作为兄弟民族的传统文化，乃千百年来群众的创造与积累，源自乡村野老，长于草根之间，我们必须同等对待，同样珍惜。陶弘景曰："或田舍试验之法，或殊域异识之士，如藕皮散血起自庖人，牵牛逐水近出野老；饼店蒜薤，乃是下蛇之药；路边地松，而为金疮所秘。此盖天地间物类，莫不为天地间用。"也正如赵学敏《串雅·自序》所言："谁谓小道不有可观者欤！"因此，面对人口较少民族的民族医药，无论其发掘整理存在多大困难，我希望通过总体安排，精心组织，再来一次抢救性发掘整理，把课补完，以全面完成这项历史任务。

是为序。

国家中医药管理局原副局长

中国民族医药学会名誉会长

诸国本

2012年9月9日

前　　言

历史上，德昂族地区的医药卫生条件非常落后，德昂人患病曾经依靠的不是求医而是依靠求巫解除病痛。在长期与疾病做斗争的过程中，德昂人积累了丰富的诊断病情和利用草药验方治病的经验，但随着现代医学的快速发展，德昂族地区卫生院、村卫生室的医疗水平逐步提高，新型农村合作医疗体系健康发展，交通日益便利，向德昂族民间医生求医的人逐渐减少。由于掌握德昂族传统医药知识的人大多年事已高，他们行医用药均为自采自用，采药非常辛苦，并且都不主动收取医药费用，其医疗活动所得回报比较有限，所以他们的医疗技能多缺乏传承对象。加之德昂族缺少本民族的文字，他们的医疗知识和经验，普遍的还是靠世世代代口头相传。所以这些可贵的民族医药知识有濒临灭绝、失传的危险。

民族医药是祖国传统医药学的重要组成部分，为了不让这些宝贵的医药财富失传，新中国成立以来，党和政府非常重视民族医药工作，制订了一系列方针政策，扶持发展民族医药，使我国民族医药在发掘整理、推广应用、传承发展等方面取得了很大的成就。

为了达到对民族医药进行原汁原味的保留、保护，为今后开展深入的研究奠定基础，同时针对我国各民族医药目前处于不同发展阶段的现状，开展系统的调查研究，形成民族医药发展研究报告，提出民族医药发展对策建议的目的，科技部于 2007 年启动了国家"十一五"科技支撑计划项目"民族医药发展关键技术示范研究"。"10 个尚未发掘整理的民族医药抢救性研究"属于该项目研究的第一个课题，"德昂族医药抢救发掘整理研究"是该项目的一个部分，项目由云南省中医中药研究院承担，研究时间为 3 年。

课题组在 3 年的时间中整理了过去与德昂族医药相关的文献资料，主要有：王铁志. 德昂族经济社会发展与变迁 [M]. 北京：民族出版社，2007。全国政协文史和学习委员会暨云南省政协文史委员会编撰. 德昂族——云南特有民族百年实录 [M]. 北京：中国文史出版社，2010。方茂琴. 德宏德昂族药集 [M]. 云南：德宏民族出版社，1990。云南省药物研究所、云南省民族

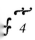

药工程技术研究中心编著. 云南民族药志（第一卷）（第二卷）[M]. 昆明：云南民族出版社，2008. 云南省地方志编纂委员会. 云南省志·医药志（卷七十）[M]. 昆明：云南人民出版社，1995 等。对文献记载的有关德昂族基本情况、医药历史沿革、重要医药人员、常用医技医法、保健养生、常用药物等进行了归纳整理。

由于有关德昂族医药记载的文献较少，所以在对文献进行检索整理的同时，课题组还多次深入德昂族地区进行调研。在当地有关部门的大力支持下，多次到德宏州芒市三台山德昂族乡、临沧市镇康县军弄乡等地进行了实地调研，访谈了多个德昂族民间医生，对有代表性的人物进行了追踪访谈。

通过 3 年的项目工作，初步揭示了德昂族医药的现状，了解了德昂族医药的历史沿革，基本证实了虽然历史上对德昂族医药的记载很少，但确有德昂族医药存在。目前德昂族医药还处于抢救发掘整理的起始阶段，很有必要继续进行深入系统的研究。本课题的顺利实施，使我们对德昂族医药的概况有了全面的了解，为今后继续开展德昂族医药的抢救性发掘整理和深入研究提供了坚实的基础和依据。

编　　者

2011 年 7 月

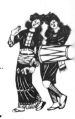

目　录

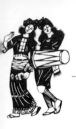

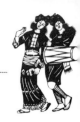

第一章　德昂族基本情况

德昂族为云南独有民族之一，主要分布在云南西南部，其中大部分人口分布在云南省德宏傣族景颇族自治州，少部分散居住在云南省保山、临沧、普洱市等地。德昂族有本民族的语言，但没有相应文字。德昂族经济以农业为主。

第一节　德昂族的渊源

德昂族是有着悠久历史和文化传统的民族，其早期历史无确切的文字记载，史学界多认为汉晋时期的永昌濮人、隋唐时期的茫蛮部落和元明时期的蒲人是现今佤族、德昂族、布朗族的先民。据《华阳国志》记载，汉代永昌郡居民以濮人为主，因濮人居住地多在哀牢地区，又被称为哀牢人。

据《后汉书·哀牢传》记载，东汉时期永昌郡境内的哀牢人，是拥有77个部落5万多户人口的较大部落联盟。关于哀牢人的族属，当代学者素有"藏彝先民说""傣族先民说"和"孟高民先民说"等，较为客观的说法则认为："古代永昌郡就是一个多民族居住区，哀牢区域是以地域关系为基础，不是以血缘部落为纽带，77王中相当一部分是布朗、佤、德昂诸民族先民，同时也包括彝、白、傣等族先民。汉晋时期的永昌都是濮人的主要住居区。"

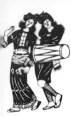

　　"德昂"作为一个单一民族出现，在我国史籍中是比较晚的。直到清代乾隆《东华录》、王昶《征缅纪闻》及光绪《永昌府志》诸书才有了单独的记载，称他们为"崩龙"。新中国成立后沿用了这个名称。"崩龙"本民族语之意为：崩演后顺水淌走。因"崩龙"一词在个别民族中含有贬义，本民族干部和群众为维护民族尊严，要求改为"德昂"，经报请国务院批准，于1985年9月21日正式启用，"昂"是本民族自称。在他们的语言里，"昂"具有"山崖""山洞""崖洞"的意思。

　　虽然我国史籍对德昂族的记载较晚，但德昂族属南亚语系民族，而我国史书对南亚语系民族是早有记载的，远在秦汉时就认识到他们是云南三大族群即氐羌、濮（南亚语系民族）、越之一。明人董难《百濮考》说："濮人即今顺宁蛮。"章太炎在《西南属夷小记》中说："明清职贡，永昌顺宁皆贡淮竹，而顺宁专贡矮犬，与《王会》百濮献短狗相契。"当代研究民族史的一些学者也多认为德昂族为古代永昌濮人后裔的一部分。

　　濮人在秦汉时或更早些时就与中原发生政治、经济、文化联系，向中原皇帝进献过永昌大竹，史称濮，也源于濮人。《华阳国志·南中志》载：蜀国丞诸葛南征后，其部将李恢曾从永昌郡"迁濮民数千落于云南、建宁界，以实二郡"。由于"广迁蛮濮，国用富强"，从他们为蜀国提供大量财物看，濮人在古代已有较高的生产水平。《南中志》还有"滇濮"；句町县"其置自濮"；兴古郡"多鸠獠、濮"；建宁郡"谈稿县有濮、獠"；永昌郡有"濮、裸濮"等。杜预《春秋释例·土地名》载："建宁郡南有濮夷，无君长总统，各以邑落自聚，故曰百濮也。"在云南古代，濮人是个分布广、人口多的族群。又《华阳国志·蜀志》载：堂狼县（今东川、会泽）"故濮人邑也，今有濮人家"。宇华在《滇人与佤崩民族的关系试探》一文中说："东川，古堂狼县地，是濮人故地，有濮人家，直到清代还有靡莫之属的后裔，称为'孟人'、'甘人'，并说他们是蜀汉孟炎（孟

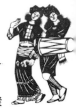

获同族）的部民。"有学者说："大石墓即《华阳国志》所说的'濮人冢'。此'濮人'就是《史记》《汉书》上说的滇西地区的'苞蒲蛮'，属南亚语系孟高棉民族。"

西晋元康末年（299年），永昌大姓首领吕凯（因效忠蜀国，被封为云南太守）的孙子被封为永昌太守，但刚上任便有"闽（缅、拉祜等先民）、濮（永昌境内的南亚语系民族）起来造反，把吕氏家族驱逐到永寿（今双江、耿马一带），从此吕氏不复见于记载。这时的德昂、佤、布朗先民在永昌境内仍有相当势力。隋唐时他们在滇西南的主要政治力量是茫人部落，南诏强盛时征服了他们，并为南诏服兵役。

自唐末五代，南诏国势力衰落，茫人部落中的"金齿"（以金饰齿而得名）支系崛起，依靠茫人的实力，摆脱南诏和大理国的控制，建立起自己的区域统治，元代史书称他们为"金齿国"。关于建立金齿国的金齿民族，《元史·地理志》说："按唐史茫施蛮（茫蛮部落的一部）本开南（今景东）种……或漆齿，或金齿，俗呼金齿蛮。"这里记载了"金齿"是"茫人"的俗称，二者是同一民族的不同称谓，唐代史书用"茫蛮"记载他们，元时"金齿"之名更通俗流行，元代史书又用"金齿"记载他们。

元明时期，金齿屡遭战争与民族压迫之苦，而急剧衰落了，但从傣族的一些语言中还能看到德昂族为金齿后裔的一部分的历史线索。傣语在讲"各民族"时都用"谢（汉）、亢（景颇）、养（金齿）、傣"，今日傣族把"克伦"人称为"养"。20世纪50年代初，潞西轩岗坝的傣族老人仍将过去居住该地的德昂人称为"养子"。关于"克伦"，或许是"昆仑""昆明"的不同音译，而今日居住缅甸的克伦人中已融合了较多的缅人，语言中也吸收了较多的缅语成分，有的主要是操缅语了，但他们来源于南亚语系民族的基本特征还能看到，如"平原克伦多与孟族人的脸形相似"。

元末，居住在今德宏州瑞丽市境内的麓川王国兴起，把德宏及

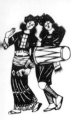

缅北的一些地区统一在其势力之下，原住潞西的"茫施蛮"、住盈江地区的"茫部落"等与永昌蒲人（茫人）日渐疏远。他们信奉小乘佛教，使用傣文，接受更多的傣族文化，而永昌蒲人则接受更多的汉文化，因而相互间在语言、意识形态、心理素质等方面的差距加大。德宏地区及缅北的德昂人，在经过一段相对稳定的发展时期后形成了单一民族，永昌地区的蒲人发展成今日的布朗族、佤族。史学界一般认为德昂族是自元末至明末逐渐形成的，清初，他们就作为一个单一民族载入我国史册。

中国的德昂族分为布雷、梁和汝买三个支系，这三个支系按妇女服饰的颜色和样式不同，又分别被称为红德昂（布雷）、花德昂（梁）、黑德昂（汝买）。

第二节　德昂族历史的演进与发展

德昂族是云南西南的古老民族之一。保山、临沧、德宏、西双版纳等地的傣族有句成语说："天是天神造的，地是腊人开的。"（腊人是傣族对德昂、布朗、佤古代居民的统称）或者说，在云南西南这块广袤的土地上"是腊人在前开辟的"。这反映了南亚语系民族在云南西南及缅北生息繁衍的历史相当悠久。

德昂族的远古社会历史，不论是文字记载还是考古资料都相当缺乏，仅从流传下来的创世史诗及一些神话故事中能寻找到一些粗略的线索概略地反映了德昂族由母系社会转变为父系社会的历史进程。

1956年发现的"沧源崖画"，其中"滚壤开"地方有一幅内容丰富的巨大画面，中心部分画着崖画主人的住宅建筑与村落构成。画面上现存房屋图形16座（其中亦多残缺）均为干栏式。这个建筑群明显地分为两个部分。在村左半部房屋（包括中心房屋在左侧的）共7座，

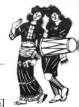

房子均未涂色，村落右半部房屋（包括中心房屋在右侧的）共9座，均涂颜色。从历史角度分析，它可能是由两个实行氏族外婚制氏族构成的胞族社会或是一个初级形态的血缘部落。据考古和研究原始绘画的一些学者认为，这些崖画有3000余年的历史，而学术界也多认为这崖画的主人为南亚语系族群中的佤族（在古代，德昂族与佤族先民是一致不可分的）。这幅村落建筑图同样印证德昂族先民在公元前10世纪已发展到氏族外婚制阶段。

德昂族先民何时进入父系氏族社会，目前未见到具体材料，但据明史记载说三国时期（220－280年）云南反蜀势力的少数民族首领之一的孟获，是蒲人先民。远在公元3世纪，他们的父系制已很发达了，孟获已是大部落或部落联盟的大酋长、大首领了。永昌境内濮人的发展水平要低一些，但隋唐时的茫人部落已是父系部落了。

隋唐时期，永昌濮人中出现了一个具有部落联盟或地方政治势力集团，樊绰《云南志》《旧唐书》《新唐书》称他们为"茫蛮部落"（孟人部落），他们拥有今日保山、德宏、临沧、西双版纳等大片土地。根据樊绰《云南志》记载，茫人部落地区有多种其他民族杂居，部落成员中也不可避免地加入了其他民族成员的成分；而这些部落都有固定地域，以农业为本，反映出他们已超越了血缘部落阶段，发展到地区部落即部落的高级阶段。

南诏国（738－902年）崛起，茫人部落住地成为南诏版图的一部分，他们也成为南诏的国民，为南诏服兵役，唐咸通三年（862年）南诏调往安南（今越南）与唐军作战的军队中就有茫人，樊绰《云南志》说："咸通三年二月二十一日，亦有此茫蛮，于安南苏历江岸聚二三千人队。"南诏后期，茫人的势力有所发展，茫人部落中的"金齿"部分强盛起来，以茫人为基本力量，建立起金齿的区域统治，《元史·地理专》称它为"金齿国"。

金齿国的性质，《马可·波罗游记》有这样的记载：金齿"其俗男子尽武士，除战争、游猎、养鸟之外，不做他事，一切工作皆由妇

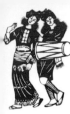

女为之，辅以战争所获的俘奴而已"。《元史·缅传》也记载着：大德三年（1299年），缅甸派往元朝纳贡的使臣向元朝皇帝诉说："其部民为金齿杀掠，率皆贫乏，以致上供金币不能如期输纳。"以上事实提示出宋元时期金齿（茫人、克伦）的奴隶社会性质。

1253年元朝军队进入金齿区域，打败了金齿奴隶主贵族的武装，取代了金齿奴隶主贵族的统治。金齿民族的一些首领归附元朝，向元朝纳贡。对那些不愿归附或先已归附后又反叛的贵族势力，元朝常以武力镇压。至元五年（1268年），爱鲁"从征云南金齿诸部……斩首千余级，珍其众数千"。至元七年（1270年）"征金齿、骠国五部未降者"。至元二十一年（1284年）"金齿遗民尚多未附，以药刺海将探马赤军二千讨之"。步鲁合达"统蒙古探马赤军千人从征金齿，平之"等等。同时，元朝对归附于它的各民族首领，分别授职。德昂族茫施部落首领阿利，受元朝封为茫施路首领，盈江茫部落首领阿禾受封为干崖总管。元朝规定他们缴纳赋税，并在这些地区设置邮传等，逐步推行封建统治。元朝军队对金齿奴隶主势力的冲击，促使金齿奴隶制的瓦解和封建制度的发展。

元代后期，以德宏瑞丽为中心的麓川王国兴起，拥有今德宏和缅甸北部的一些地方，居住麓川境内的德昂族，成为麓川王国的一部分，而麓川思氏建立的是封建领主制，德昂族成为封建领主制的一部分。

明代及清代前期，德宏各土司地尚有较多的德昂族人口，潞西的轩岗坝，靠近潞江边的勐牙、勐板，遮放至瑞丽一段，陇川江两岸的大片土地上都是他们的村落。从保山、腾冲通往缅甸的多条通道沿线均为德昂人居住，封建朝廷为了维护商道畅通及地方安宁，委任少数民族首领为扶夷、千总、把总，以维护治安；陇川的护国、邦瓦、章凤，瑞丽的雷弄、户宋，潞西县遮放的贺幌这些地方都是德昂人首领任千总、把总。

明朝廷于正统六年（1441年）、八年（1443年）、十三年（1448

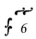

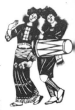

年）三次出兵征讨麓川，战胜麓川后曾在麓川境内屯军防守。明军在今陇川县境所筑的大城（今原县治上方，群众称为诸葛营盘）、景坎城、章凤城都建筑在德昂族聚居区内。由于土司的剥削压迫，引起德昂族的多次反抗，明嘉靖二年（1523年），靠近潞江的勐牙、勐板的德昂人武装反抗芒市放氏土司，放氏土司派兵镇压，遭到起义军的围歼，损失惨重，土司因而丧失了对勐牙、勐板的统治权。到清嘉庆十九年（1814年）冬，以潞西芒牙、芒棒、芒究、拱别、邦宛等地德昂族为首，在其民族领袖塔岗瓦领导下提出"官家不公平，杀死官家解不平"的口号，向土司衙门进军，把放氏土司赶跑。但由于土司得到清政府地方官吏和其他土司的支持，经过半年多的战斗后把德昂起义军打败，因而大批德昂人背井离乡，丧失了固有家园。另外，明末清初，景颇族大批迁入德宏山区后，因和德昂族宗教信仰与民族风谷习惯不同，常发生纠纷及至武装冲突，也迫使陇川、瑞丽县境德昂人大批迁离。到清代后期，仍居住德宏州的德昂人已不多了，他们的零星村寨都是附属于傣族土司和景颇族的部落领袖的。因而，德昂人处于政治地位低下、经济生活十分贫困的境地。中华人民共和国成立后，经过民族识别，德昂族成为我国民族大家庭中55个少数民族成员之一，政治上得到平等待遇，经济、生活等方面得到各级党和政府的关怀与帮助。

第三节　德昂族的人口分布

我国德昂族主要分散居住在云南省德宏傣族景颇族自治州潞西市的三台山乡、中山乡、五岔路乡、法帕镇、遮放镇和勐戛镇，梁河县的河西乡和九保乡，盈江县的新城乡和旧城镇，陇川县的章凤镇，瑞丽市的勐秀乡、勐卯镇和户育乡，畹町经济开发区的芒棒乡；临沧市

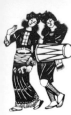

镇康县、耿马县、永德县；保山市的龙陵县及普洱市的澜沧县等地。根据2000年人口普查统计，德昂族人口数为1.79万人，分布面积达3万多平方公里。绝大多数的村寨都是和景颇、佤、汉等族分寨杂居。潞西市的三台山和镇康县的军赛两地是德昂族居住比较集中的地区，潞西市的三台山乡还被单列为德昂族乡。

元朝以后，随着中原王朝统治力量的加强及傣族土司、领主势力，特别是麓川傣族土司势力的扩张，以及明清时期大规模战争的爆发，特别是明王朝三征麓川，使得德昂族的先民从坝区或山坝之交的连片聚居人群变成了大分散、小聚居的山区居民，更有部分流落到了境外，成为了跨界而居的民族。他们主要居住在中国和缅甸国境线两侧。当前德昂族人口分布格局具有自己的特点，主要表现在以下两个方面。

一是交错杂居。大杂居、小聚居、垂直立体分布。历史上，德昂族的分布虽然有一个大致的范围，但由于他们所居住的区域历来是一个多民族杂居的区域，所以他们与其他民族之间交错杂居，呈现出一种大杂居、小聚居、垂直立体分布的格局。如先秦时期，德昂族的先民濮人的部落就与百越系统的部落交错杂居在一起。时至今日，德昂族仍然与景颇、傈僳、阿昌、佤、傣、汉等民族交错杂居在一起。云南一山分四季的垂直立体气候适于产生不同的生计方式，如平坝地区适于稻作，半山地区适于种植旱谷和栽培茶树，高山地区适于放牧和游耕游猎。同时，不同的自然环境和生计方式也容易导致形成不同的民族文化，这也是民族文化得以延续的重要原因。民族之间力量对比不同，迁入时间有先有后，按生活习惯自愿选择等原因，在历史上形成了同一民族大体分布在同一海平面上，因此不同民族顺山势呈现出垂直立体分布的状态。云南多山，从平面上看，这种分布格局也容易形成民族之间交错分布的状态。

德昂族虽然居住分散，但有一定的聚居区域。德昂族在大范围内居住是相当分散的，虽然仅有1万多人，聚居的自然村却分布在4个州

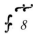

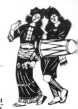

市的10个县；但在局部范围内，德昂族却有小片区的聚居区域，聚居的程度很高。如德昂族虽然没有设立本民族自治县但是有1个民族乡和散布在28个乡镇的72个自然村。这些自然村三五成片，星星点点地分布在其他民族村寨之间，在自然村内95%以上的人口都是德昂族，很少有其他民族混居在其中。德昂族这种面上分散，点上集中以自然村为基本单位聚族而居的分布特点是人口较少民族中相当普遍的现象。这种分布特点对德昂族经济社会发展以及与其他民族交往具有重要的影响。

德昂族与其他民族之间交错杂居、大杂居、小聚居、垂直立体分布的状态，也容易形成自我封闭的文化区域，这也与他们努力保持族群认同有密切的关系。德昂族长期处于在当地主民族包围之中，却能顽强保持本民族的语言文化而不同化，这是非常值得我们注意的现象。德昂族在村寨内坚持讲本民族语言，因此儿童入学前基本不会讲汉语，初中程度以下的中年和老年人也大多不懂汉语。他们仍保持着严格的族内婚，有的甚至本民族的不同支系之间也不通婚。自给自足的传统经济和封闭的生态环境使他们缺乏与外界交往的动因，这也使他们严格保持族群界线，以此保持本民族的文化特色，使维系本民族的生存、繁衍的努力成为可能。

二是跨国界而居。德昂族的居住区域又是不断变动的，他们作为一个居住在陆地边境线附近的少数民族，在国境两侧不断地迁徙流动，成为了一个跨国界而居的少数民族。他们与境外的同一民族相邻而居，语言相通，风习相近，存在着血缘、文化等方面的联系。中华人民共和国成立后，大规模迁移发生在1958年，当时部分德昂族受到国内政治运动及反动势力的煽动，逃往缅甸，20世纪60年代又开始回流，直至20世纪70年代末才基本稳定下来，形成了目前德昂族人口分布的格局。

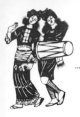

第四节　德昂族主要居住地自然概况

德昂族居住地区属于印度洋季风影响下的季雨林地区，气候温热，雨量充沛，适于各种植物生长。德昂族居住比较集中的地区德宏州芒市的三台山和临沧市镇康县的军赛两地自然条件、资源各有差异。

一、芒市地处云南省西部，位于东经98°01′～98°44′、北纬24°05′～24°39′之间。芒市东西长约71公里，南北宽约62公里，总面积2892.27平方公里，其中坝区占15%，山区占85%。东及东北面接龙陵县，西南连瑞丽市，西及西北面与龙陵县、梁河县隔龙江（龙川江）相望，南与缅甸交界，国境长68.23公里，东距省会昆明市792公里。

芒市地形特点是"八分山，二分地，三山两坝一条河"。东北至西南走向的山地之间为宽谷盆地，通称坝子。盆地中部被三台山隔断，形成两个平坝，芒市河沿此流入龙江。最高点位于东部山地箐口，海拔2889米，最低点位于南部的芒辛河口，海拔528米。

芒市属南亚热带季风气候，夏长冬短，热量丰富，日照长，年温差小，日温差大，干雨季分明，雨量充沛。年平均气温19.5℃，最热月为6月，平均气温23.9℃，最冷月为1月，平均气温12.2℃。年平均日照数为2452.4小时。年平均降水量1653.4毫米，雨季为5～10月，降水量占全年降水量的89.9%。无霜期301天，初霜日为12月17日，终霜日为2月18日，多为轻霜。冬季雾浓且厚，年平均雾期57天。年平均相对湿度78%。全年多西南风，年平均风速1米/秒，最大风力达8级。

芒市森林资源种类多，用材林木有100余种，其中秃杉被列入国家一级保护植物，铁刀木、木沙椤（树蕨）、大树杜鹃、云南黄连、云南山茶、香果树等被列为国家二级保护植物，黑黄檀、红花木连、楠木、红椿等被列为国家三级保护植物。有起源于远古的野生稻、野生蔗等稀有植物，药用植物有250多种。野生动物有马鹿、金钱豹、

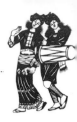

臣蟒、猴面鹰、穿山甲、绿孔雀、原鸡等珍禽异兽。矿产资源有锡、铅、锌、铁、硫、磷、煤、汞、大理石等。

芒市三台山乡是全国唯一的德昂族乡，位于芒市中部，距市府所在地22公里处320国道两侧，是通往瑞丽、畹町等国家级口岸的重要交通要塞。全乡国土面积158平方公里，人口密度每平方公里41.65人，地形较为复杂、起伏较大，坡度一般在25°～30°之间，属中切割山区，最高海拔1473米，最低海拔为800.5米，地处东经98°28′52″～98°28′07″，北纬24°14′30″～24°24′05″之间。气候类型属南亚热带低热丘陵气候，年平均温度16.9℃，全年≥10℃积温6000℃，历年极端最高温31℃，极端最低温度0～3℃，年日照2000～4000小时之间，年降雨量1300～1700毫米，具备较丰富的资源优势。

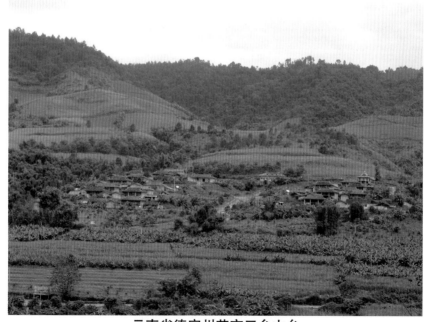

云南省德宏州芒市三台山乡

二、镇康县位于临沧市西部，西与缅甸接壤，南与耿马毗邻，东与永德相连，北与龙陵隔怒江相望，地跨东经98°40′～99°22′，

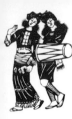
北纬23°27′～24°15′之间。全县总面积2536平方公里，山区面积占94.7%，坝区面积占5.3%。镇康县境内雪竹林大山山峰为最高点，海拔2978米，军赛区忙吉得四家村田为最低点，海拔510米。

镇康县地处低纬度的中低山河谷地带，海拔差异大，受印度洋暖湿气流的西南季风影响，形成亚热带气候和高山气候交错的特点。镇康气候的另一特点是干湿季节分明，年均降雨量为1624.7毫米，雨季为5～10月，降雨量占年总雨量的87%。干季为11月至次年4月。年平均日照1916.2小时，年平均相对湿度为81%。灾害性天气有局部洪涝和大风。

镇康县境内用材林木有云南松、楠木、椿木、红木、黄檀等几十种杂木，竹类有梅桑竹、牡竹、野竹、箭竹、紫竹等，风景类树木有榕树、董棕等，果树有核桃、芒果、菠萝、龙眼果、菠萝蜜、大理野生猕猴桃等，药用植物有重楼、牛膝、吴茱萸、三权苦、通光藤、杜仲、黄连、草乌等数百种，农作物有29类、355个品种，有栗、稷等多种转生稻，花卉有黑兰、山茶等。野生动物有虎、金钱豹、云豹、棕熊、黑麂、白猴、金丝猴、犀鸟、孔雀、白腹锦鸡、绿色斑鸠、鼯鼠、犰狳、水獭等。矿产资源有锡、锌、铜、锑、金、大理石、石膏、水晶石等。

镇康县军赛民族乡位于镇康县城东南部，南汀河下游西北岸，地处东经99°11′31″～99°22′42″，北纬23°40′55″～23°49′47″之间，距县城凤尾178公里。东邻耿马县的勐简乡，南与孟定镇接壤，西与木场乡和永德县明朗乡相接，北毗邻永德县。总面积186.18平方公里。地势北部、西部高，东部、南部低，最高海拔2978.4米，最低海拔510米，过境河流主要是南汀河。乡境内一半是山区，一半是坝区，气候差异大，立体气候明显；年平均气温21.6℃，降雨量1888.5毫米，蒸发量1421毫米。

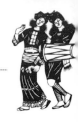

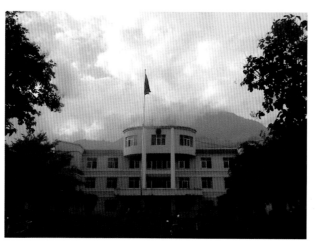

云南省临沧市镇康县军赛乡

第五节 德昂族语言文字

德昂族有自己的语言，但没有本民族文字。因此他们的语言只限于在本民族日常生活领域应用，无法在更广阔的领域传播，这种状况制约了德昂族民族医药的传承和发展。

德昂族语属南亚语系孟高棉语族德昂语支，分为"布雷""梁"和"汝买"三种方言。德昂族语言有如下几个特点。

语音：德昂语有声母44个，其中单声母31个，复合声母13个，韵母185个，其中单元音韵母10个，复合元音韵母19个，带鼻音、塞音、颤音和擦音的韵母156个。与现代汉语普通话含有21个声母（不含零声母）和35个韵母相比，德昂语音位系统似乎更复杂一些。

词汇特点：一是单音节根词和双音节合成词占绝大多数。固有词汇中，多音节的单纯词比较少。二是词汇中有不少是由前加成分和主要音节两部分构成的。三是有些名词可以兼作动词或量词。四是表示种类概念的词只有种名词而无类名词，如只有水牛、黄牛这类种名词

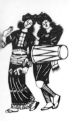

而没有"牛"这样的类名词。五是一个词兼两个词义的现象。

语法：词类一般分名词、动词、形容词、数词、量词、代词、副词、介词、连词、助词、象声词11类。句子成分特点有：一是以词序和虚词为主要语法手段。二是语序是主语－谓语－宾语，但是在疑问代词作宾语的问句中，宾语往往放在句首，如哪你去？——你要去哪？三是双宾语中一般指人的宾语在前，指物的宾语在后。四是补语在谓语后。五是状语一般在谓语后。六是时间名词作状语一般放在句首，如明天我们来——我们明天来。

德昂族的语言极不统一。中国的德昂族分为布雷、梁和汝买三个支系，这三个支系按妇女服饰的颜色和样式不同，又分别被称为红德昂（布雷）、花德昂（梁）、黑德昂（汝买）。凡属同一支系的德昂族，他们虽然居住分散，但语言却是一致的。相反，不同支系的德昂族尽管住在同一个地区，语言也不相通。他们之间的差别主要体现在语音上，其次在词汇上，语法方面基本相同。因此，中国德昂族语言的划分可按民族支系分为三种方言，即布雷方言、梁方言和汝买方言。

中国德昂族各个方言的分布情况如下：布雷方言（即红德昂）主要分布在芒市、盈江、梁河等县的德昂族聚居区，使用该方言的人数居多，约占德昂族总人口的40%；梁方言（即花德昂）主要分布在镇康、永德、保山等县市和芒市的个别村寨，使用该方言的人数约占德昂族总人口的35%；汝买方言（即黑德昂）主要分布在瑞丽、陇川等县市和芒市的几个村寨（如早外村、茶叶箐村），使用该方言的人数约占德昂族总人口的25%。

德昂族在同一地区语言使用不统一的情况是由于德昂族的历史和社会特点造成的。德昂族从濮人分化出来形成单一民族始于明末清初。在民族形成初期，其语言和方言分布与民族及其支系分布在地域上应是一致的。但是后来在战争和人口迁徙的影响下，这种一致性便被打破。从民间传说上看，黑德昂是芒市的土著居民，他们自古就居

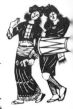

住在芒市河两崖，曾开辟了大量水田。但后来由于在清嘉庆年间反抗傣族土司失败，大部分被迫逃离芒市地区，部分迁徙往缅甸，留下来的有一部分融合在傣族之中，部分迁往勐嘎山区建立茶叶箐村生活至今。据民间传说，芒市的红德昂和花德昂原来居住在缅甸大山（今缅甸北掸邦），后来因与当地统治者争夺茶山发生战争，由于德昂族势单力薄，战争失败后部分逃到深山老林，部分沿陇川江而上，经瑞丽，在陇川、盈江、梁河等地定居下来；部分沿龙江而上，渡过芒市河，在遮放被土司收留，后来有部分又迁往芒岗、芒边、窝子寨，再迁往允欠、帮外、勐丹、勐么、南虎等地定居下来，因此形成了芒市现今的德昂族分布状况。保山市的花德昂也传说他们最早起源于缅甸，后来才迁往德宏、保山、临沧等地区。由于这些德昂族迁徙过来定居的时间比较短，加上过去在封建土司统治下各部分互不统属，社会交往主要在本村寨和本民族的支系内部，社会整合力量比较弱，因此没有形成统一的力量把语言规范起来，最终形成了在同一地区几种支系的语言并存的状态。由于三个民族支系或方言的起源地不同，因此方言之间差别较大。布雷（红德昂）与梁（花德昂）两种方言比较接近，虽然彼此之间不能完全听懂，但经过一段时间接触后能够互相通话。而汝买方言与前两种方言差别就大一些，不能直接对话，在短期内也不能学会对方的语言。

民族语言的相互影响。对于德昂语来说，由于本民族人口较少，政治、经济、文化发展长期处于落后状态，因此被别的民族的影响比本民族影响其他民族要大一些。中华人民共和国成立前，由于德昂族在政治上受傣族土司统治，在经济上集市贸易都分布在傣族地区，在文化上许多人使用傣语和傣文，因此在德昂语中自然会借用大量的傣族语音和词汇。中华人民共和国成立后，民族关系发生了根本改变，国家派遣大批汉族干部和科技人员支援边疆，德昂族与汉族的交往日益增多，关系也越来越密切。由于汉族人口众多，在经济文化发展方面处于领先地位，因此德昂语就从由傣语借词转向主要从汉语借词。

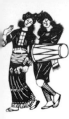

德昂族没有本民族通行文字。但是由于德昂族信仰南传上座部佛教，每个德昂族村寨都有佛寺（俗称"奘房"），过去男孩子从小就要进入佛寺读傣文，念傣文书写的经书，因此许多成年男子不仅会说傣语，而且还会傣文。傣文不仅用于读写经文，也用于民间日常记事和书信往来。中华人民共和国成立后，随着德昂族地区经济和文化的发展，越来越多的德昂族学会了汉语、汉文，由于在德昂族学校中用汉语文授课，因此现在凡是有文化的人都会汉语、汉文，懂傣语、傣文的人相比之下要少得多了。

第六节　德昂族的民俗风情

德昂族有着自己独特的节日及一些生活习俗，他们传统的重大节日是泼水节、关门节和开门节，此外，还有贡饭包节、尝新节等。独特的生活习俗有染齿、嚼烟等。在饮食起居等方面他们也有自己独特的习惯。在他们的节日活动和生活习俗中，部分体现了对疾病预防和养生保健的意识。

一、泼水节

泼水节也称为堆沙节，德昂族语为"散岗"，是德昂族的主要节日。关于泼水节的由来有各种传说。传说之一：开天辟地的万能佛祖，为了帮助德昂人民料理生产生活大事，经过天神同意，从天上来到人间。为了不引起人们的大惊小怪，佛祖下凡后，变成了一个佛爷，独自住在奘房里。他为民办了很多很多好事，解脱了不少灾难，深得百姓们的敬重和爱戴。大家有什么疑难都来找他帮助解决。最初，百姓们只是遇到喜、丧、住、食等事情时才找他解决。因为他是智慧的化身，办法很多，什么问题都解决得恰到好处。久而久之，

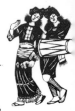

连哪块田种什么庄稼，哪个小伙子娶什么样的姑娘，哪个小孩取什么样的名子，哪个老人有多长寿命等大小事情，都来向他求教。有时，夫妻稍不和睦，也要找他调解，弄得他昼夜不得安宁。他逐步感到，人间的事情太多、太杂，但是想到勤劳善良的德昂族人民，又舍不得离开人间。天神答应他下凡的时间满了，三番五次地催他返回天宫。佛祖虽然留恋德昂族人民，又不敢对抗天神，急得害了大病，卧床不起。百姓知道了，到四面八方找来名贵药材，敬献给他用。佛祖知道天神要召他的魂上天，吃药也无济于事。一天，他的病情突然恶化，男女老少都跑来问他有什么要求，他只要求按他的相貌雕一个木像，再为他洗一个澡。百姓们就照着做，三天后，佛像的轮廓雕出来了，佛爷睁开眼睛看了看，点点头，满意地说："万事顺心。"说完又闭上眼睛，半月后，佛像的脚手雕成了，佛爷睁开眼看了看，微笑着说："风调雨顺收成好。"说完又闭上眼睛。过了一个月，佛像的眼、耳、口、鼻全部雕成了，这时清明已过，佛爷睁大眼睛，对着佛像看了又看，十分高兴地说："魔鬼避开，人畜无病。"谁知，百姓来不及帮他洗澡，他就离开了人间。为了表示对他的怀念，为了完成他的嘱咐，百姓们照着奘房的式样，就地盖起了风格别致的凉亭，将佛像置于亭子正中，并且赶了三天大摆，给佛像泼了三天的水。自此以后，德昂族年年都要泼水，逐渐形成了节日，叫"散岗"，意为泼水节。这个传说一直流传下来。随着生产力的不断发展，人类社会的不断进化，德昂族人民又为泼水节赋予了新的内容。特别是解放以后，随着党的民族政策的不断落实，人民社会地位的不断提高，泼水节已成了讲文明、讲礼貌、讲卫生、守纪律的活动。节日里，人们不仅要穿上节日的盛装，首先给佛爷、佛像浇水，以示对祖先、恩人的怀念和敬重，依次还要为年过六旬的长寿老人洗尘拜寿，表示对他们的感谢和祝愿。这些仪式结束后，青年男女便相互泼水，特别是向新婚的夫妇泼水道喜，祝愿他们和睦相处，一辈子幸福。

　　在节日里，泼水的方式有一定的规范。给老人浇水时，只能用

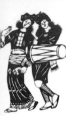

盛着清泉水的小竹水筒，且要插上花，让水顺着花束滴到老人伸出的手心上，不能泼到身上。男女青年之间相互泼水时，也必须用竹筒，轻轻地从肩膀往下泼，不能泼在头上。未婚男女青年在给新婚夫妇泼水时，相互间都不准出现不礼貌的粗野行为。不然，轻则受到众人斥责，重则被剥夺参加泼水节的权利。

德昂族泼水节的具体步骤

1. 发出通知。每年节日前，要由大佛寺（德昂语称"首总"）里的长老佛爷向所辖村寨的小佛寺发出节日通知书。通知书包括：节日的具体时间（节日与往年不一定一致，但悬殊不会过大，一般为三天，第一天称为"西格扣嘎波"，第二天称为"西格算恩"或"西各闹"，第三天称为"西格比泰"）；本年内雨量的多或少（其依据是本年"龙王"上天的数量，上天的龙多雨量就少，上天的龙少雨量则多）；本年大春作物的病虫害预测（主要指土蚕，德昂语称"板嘎带"）；本年谷魂落在什么植物上，并依据该植物的形状分类来推算粮食的好与差；本年内各种自然灾害和人畜疾病的流行情况；本年各种动物中的王子是哪一类，等等。通知书由佛爷或佛爷指定的专人负责分送，一般都提前十余天传递到各个村寨的佛寺，佛寺召集本村头人，告知通知书的内容，由头人去安排做好节日前的准备工作。

2. 清理水井。每年都要组织全村人清理水井，并修理盖于水井之上房屋的屋顶，房屋已损坏的，要重新修建。水井四周及道路必须清扫干净。还要在井旁搭上一个坐台，专供大年初一来水井叫谷魂的佛爷和老人就坐。

3. 采吉祥物。每户采集一小箩筐沙石（德昂语称"嘎海"），砍制新的装水龙竹桶，同时各户按自家人口数及各类牲畜每人、畜类一根5尺左右长的小树丫杈（德昂语称"咳杆稠"），再配上一根一样长的竹条，竹条的竹节要砍开几个口，内放米、谷、沙石、茶等，扎成一捆，再系上红、白、黑三种颜色组成的棉线，德昂语称"万麻西

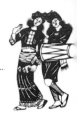

孟"，留待大年初一用。

4.修整场地。每年节日前要修整堆沙场地，并备好堆沙场地所需的木板。堆沙场地必须设在村寨的中心或东边。由于全村人随时来取用往年贡过的沙石，所以初一下午各户取回的沙都要拿到此地祭献祈祷。因节日期间村子的要道都须立寨门，所以还要准备立寨门所需的材料，东、西、南、北有几条要道就要准备几座寨门，横枋板要提前交给佛爷写好符文和画上宝剑图案后方可使用。

5.修建竹楼。节日前一天，全寨村民集中到佛寺的广场上，用竹子修建高2米、宽1.5米左右的小竹楼（德昂语称"腾散岗"），竹楼中心用竹制成一个喷水器（德昂语称"楠板"）。楼的四周用甘蔗、芭蕉秧和茅草编制的草绳（德昂语称"卡扣"）及用竹编制的高5寸左右的花竹片（称为"然极麻"）围起来，节日开始时各户都在四周挂上五包糖粑粑（德昂语称"靠孟"，由糯米浸泡后舂细成糊，然后用蜂蜜或红糖水搅拌，用冬叶包起来蒸制而成）。

6.采集鲜花。节日第一、二天的早晨，由男女青年敲着震耳的象脚鼓到山上采摘满山遍野开放的白栗树花，这是专门为泼水节用的花，本民族称它为"波散岗"，每年都是这个季节盛开，用以装饰在泼水用的木桶或竹筒口上。

7.浴佛泼水。采摘鲜花的人群回到佛寺，全村老少都到齐后，由佛爷和安章把小佛像抬出来安放在插满鲜花和挂满糖粑粑的小竹楼里。安章主持贡水，佛爷面对群众静坐，长老手持一把扇子，所有参加的人每人双手都扶着一个插满花束的水桶，蹲下或听或跟着念经（德昂语称"杆抖"）。后由安章手持花盘边念边向佛爷祭献，安章念完后群众也跟着念（主要是背诵）。念完后，佛爷宣读节日安排和具体做法，由于通知书用傣文写成，佛爷需边念边向群众进行讲解。然后，先由佛爷、安章、老人，其次是百姓把水倒在预备好的竹槽里，水顺竹槽流进小楼冲击小楼中的喷水器，喷水器依靠水的冲力旋转，把水喷洒向四周的佛像。这时，大家都高呼"撒吐"（"撒

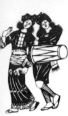

吐"，意为让水把自己一身的磨难冲洗干净），再念些自己的愿望，场中高呼声、水声、鼓声不断，一片欢腾景象。浴佛过后，青年人给佛爷和老人洗手洗脚，表示祝贺，仪式即算结束。

第二天的活动也是先组织到山上采花再贡水、浴佛和给佛爷、老人洗手洗脚，然后百姓才能相互泼水。青年男女一般以对歌的形式来相互泼水。泼水的礼节是先客后主，表示对外来客人的欢迎和尊重。为了尊重对方，泼水时，如果只是一方拿着水，他（她）只能泼一半而留一半递给对方泼自己。各户对外来的客人都以酒肉热情款待。

8. 拜见尊长。这是节日里不可缺少的一个内容，德昂语称"比脉"，时间为傣历大年初一早上进行。所拜对象一是佛寺里的长老、佛爷、和尚，二是寨中老人。这既是本民族尊老爱幼的美德，又是一种集体性的节日活动。天刚亮，中青年妇女手持花盘拜见自己的父母和长辈。礼品一般是上好的饭菜，如肉、鱼、糖粑粑等，稍富裕一点的人家还加送衣帽之类的物品。每人头上都插有白栗树花。长辈接受礼品时，首先要用手摸一下表示接受，再说上几句祝福语或回送1～2元钱表示一点心意。给佛爷、长老、和尚的礼品以菜饭或糖果为主。

9. 叫谷魂。初一这天的早饭后，由佛爷、安章（还俗的佛爷）带领全村各户的代表敲锣打鼓地到水井旁叫谷魂，队伍中的妇女每人手持一个盆或盘，里面放有米、谷、饭菜、肉、鱼、粑粑、各种果类、糖类及银铃等。叫谷魂开始，各人在自己的贡品后蹲下，由佛爷按专门的叫谷魂经书（德昂语称"罢补方考"）念经，念到后半部分时，每念完一段，撒一次谷米，群众摇铃呼叫一次谷魂，同时每人随手撮上几粒米数数，看是单数还是双数，如果有三次是双数就视为把谷魂叫回来了。仪式结束，各人把撒在地上的谷米一粒一粒地捡起，边往回走边叫，一直叫到家，将贡品安放到储满谷物的箩筐里才算就绪。每年撒种、收割、打谷子时，还要叫一次谷魂。

10. 正式堆沙。叫谷魂结束，接着是到堆沙场地（德昂语称"亚梯"）进行堆沙仪式（德昂语称"梗亚梯"）。各家各户把事先准备

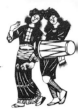

的沙石（德昂语称"嘎海"）和小树丫杈和竹条扎成的"万麻西孟"统一拿到堆沙场地，沙石堆放在用木板围成的正方形里，"万麻西孟"靠在外面。同时，各户还要把全家的衣服和拴牛的绳索带到此地进行祭献，并准备一小桶清水来祭献乞求吉利，水提回家时每人都喝一口，其意是喝了后会清除身上的病魔。堆沙开始，由佛爷念经祈祷，众人点上蜡烛，双手合十蹲下静听。青年人敲起鼓，以祈祷的人们为中心，绕圈跳起了舞。有的青年则相互泼起了水。

11. 竖立寨门。初一下午太阳快落山前，佛爷、安章带领中青年男子从"亚梯"取出部分沙石，先从寨子东侧竖立寨门（德昂语称"桂"），沿路向路旁的房子上下前后撒，意思是祛除各种邪气。到了寨子西侧，立上一道寨门。寨门立完后整个节日宣告结束。

12. 消灾解结。"解结"是节日中的一个内容。但也不是谁都要"解结"的。德昂人认为，在过去的日子里自己运气不佳，健康不良，是因为自己身上有了霉运，得让佛爷或安章念《改难经》，才能把霉运解除，从此健康好运。

泼水节期间，德昂人借此走亲串戚、拜年祝寿，使节日成了一个彼此融洽关系的良机。但节日有一个禁忌，节日第一天，即傣历的大年初一（德昂语称"西格比麦"），凡是带有绿色的物品忌讳拿进家中。

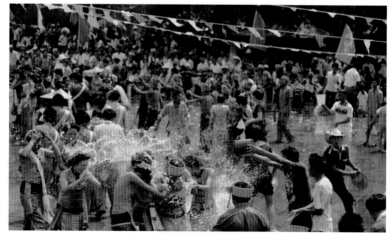

德昂族泼水节

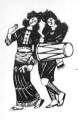
二、贡饭包节

贡饭包节（德昂语称"西当崩定"），时间为每年的农历七月二十九日至三十日，是专门为死去的亲人举行悼念活动的节日。

节日的第一天，各家各户都要到佛寺把所有去世的亲人姓名、性别报给佛爷，佛爷把它写在棠扇叶（德昂语称"接摆"）上，并注明某某献给某某死者某种祭品（德昂语称"靠西栏"）。所有的棠扇叶片都堆放在一起，由佛爷、和尚在当晚进行祭咒念经，德昂语称"西仁"，主要是通报给土地神，让土地神通知所有的死者第二天回到佛寺领取各种祭品。

第二天，大家按照名单准备好祭品来到佛寺祭祀。祭品主要是每个死者一包饭菜，菜由鱼、肉及各种果类组成。若死者是女性，还须加配槟榔包。除为死者准备的外，每户还需单独准备一包饭菜作为全家敬献给佛的礼物（德昂语称"西塔"）。其他祭品有"吨西比撒"（用白纸剪成各种衣物形状，以细竹枝作杆插在一截芭蕉筒上）和一碗饭菜（德昂语称"崩靠里占"）。

全村人到齐后，先由安章主持（德昂语称"岗抖"），然后随机抽取棠扇叶进行念经。当抽到某某人敬献给他的某某亲人时，念到名字的人就把准备好的祭品双手举过头顶后，放在念经者的面前，然后蹲下双手合十静听，表示哀悼。佛爷、和尚每念一本经后，主人都要支付一定的费用，经济条件差的人家只能为所有的先人点一本经书；条件好的则给他们每一代先人点一本或是每一个人点一本经书，但无论经济条件如何，一家人一本经书（德昂语称"罢为"）是一定要给先人念的。佛爷在念经时，边念边用各色彩纸制成的约一尺长、二指宽的小旗子来搅拌念到人家的碗里的饭菜。

全部念完后，把"吨西比撒"和佛爷搅拌过的那碗饭茶埋到佛寺院场的西边，并把白纸剪成的衣物及小彩旗等烧掉，其他饭菜包除留下给佛爷、和尚当日食用外，全部分发给来参加的人。如果饭菜包数

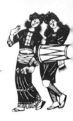

量不多，则先分给小孩，然后再分给大人。

经济条件好的人家，还可于节日的前一天，在佛寺的西边为死去的亲人竖一棵方杆，德昂语称"杆团"。竖"杆团"的人家，祭献时念经必须在"杆团"旁念。

三、染齿

染齿也即漆齿。镇康文史记载：德昂族有染齿的古老习俗。古时傣族、布朗族、德昂族男女成丁之时，三五成群相约结伴染齿，不经染齿者不能公开参加社交活动。傣族、布朗族、德昂族男女从十四五岁开始，就有用木烟染齿的习惯，他们认为把牙齿染得愈黑愈美，因此结婚时新娘是特别要将牙齿染黑的。他们认为，不染的牙齿就像马的牙齿一样白，一说话、一笑，很是难看。因此要染齿，齿染得越黑，说明越成熟，越美。

自唐代以来，德昂族就常与傣族、布朗族一道被一些典籍统称为金齿、银齿和漆齿。《云南志》卷四说："黑齿蛮、金齿蛮、银齿蛮、绣脚蛮、绣面蛮，并在永昌、开南……黑齿蛮以漆漆其齿，金齿蛮以金镂片裹其齿。有事由见人则以此为饰，寝食则去之。……绣脚蛮则于踝上腓下周匝刻其肤为文彩。衣以绯布，以青色为饰。绣面蛮初生后数月，以针刺面上，以青黛敷之，如绣状。"《云南志》卷六说："开南城在龙尾城南十一日程……茫乃道并黑齿等类十部落皆属焉。"开南城在今景东地区，为南诏开南节度治所。茫乃道与黑齿十部落并提，表明南诏在开南节度下面的茫乃设一级政权，所治理的应包括黑齿十部落在内。这就表明茫乃是黑齿十部落的一个重镇，而傣族、德昂族的另一个称呼就是黑齿。

染齿的颜料，多用梨木、小红树、桃子树、胡椒树，但各地均有不同。大寨、火石山、中寨、下寨、哈里一带的德昂人习惯用小红树和桃子树；南伞镇白岩、硝厂沟一带德昂人则习惯用麻栗树和胡椒

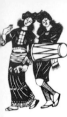

树。染齿的方法是：晚饭后首先吃上一些酸性果类，把半阴干的树放在火中爆烧后即把火苗扑灭，用旧犁头或锄头置于树的上部，使树所熏出的浓烟又熏在犁头上，当犁头铁片上熏积成黑漆状胭脂时，就得赶紧趁热用手指蘸犁头上的黑烟子染在牙齿上。第一次染了之后，过三四天又要染一次，一般要染十余次才能固定牙齿的颜色，每染一次，整个口唇部都酸辣难耐，且肿痛不已。

染齿的另一种方法是嚼槟榔。嚼槟榔是生活在湿热地区的少数民族的一种嗜好，虽其目的不是为了染齿，但长期嚼食槟榔能让牙齿在不知不觉中变成黑色，因此，常把嚼槟榔作为染齿的一种手段。"黑齿""漆齿"与嚼槟榔有关。在我国的少数民族中，傣族、布朗族、德昂族、佤族、阿昌族、黎族等都有嚼槟榔的习俗，但并非所有"嚼槟榔"者嚼的都是树上所结的槟榔果。事实上，不少少数民族嚼的都是槟榔的替代品，不过仍称之为"嚼槟榔"。德昂族所嚼食的"槟榔"就是人工制成的代用品。制作方法是：将采摘来的红栗树叶放入锅里熬出汁，使之成半液体（糊）状，舀出放在笋壳上，待凝固后加工成圆饼形晒干切片，把大灰叶子树皮舂细备用，嚼槟榔时，配上小苦姜、石灰、芦子、草烟、草果。配上草果和芦子，主要是为了嚼时有香味，有的也不一定配齐。配上草烟、小苦姜、石灰是为了增加刺激性和具有嚼真槟榔一样的效果，长期嚼用同样唇红齿黑。

嚼槟榔就像抽烟喝茶一样，嚼食多了也会成瘾，成为一种特殊嗜好。现代医学研究表明，槟榔含生物碱、槟榔次碱和鞣酸碱，有兴奋中枢神经、促进新陈代谢和溶解脂肪、帮助消化的作用。德昂族多生活在云南边疆的"瘴病之地"，湿热多雨，为了预防疾病发生，多嚼食槟榔。

无论是用木烟涂染而成，还是用嚼槟榔的方法濡染而成，黑齿在德昂人的眼中除了具有"美"的装饰作用外，还是成人的一种标志，又是防治齿病的一种方法。据说，染黑了的牙齿不会害"虫牙"，"少齿疾发生"。目前，德昂山寨几位"嚼槟榔"老人，已70多岁

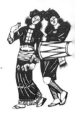

了，还保留着一口整齐的黑牙。

四、嚼烟

嚼烟，德昂语称"阿鲁"。成年男女皆会嚼。嚼烟是用草烟丝、砂基（一种用麻栗树皮熬制的浸膏）、槟榔、芦子和熟石灰等共同放于细竹丝精编的烟盒内，讲究的人则用银烟盒。嚼时，先取一点烟丝放于口中，各加一点砂基、槟榔、芦子、石灰咀嚼，边嚼边吐出唾液，十几分钟后吐出残渣。由于经常嚼烟，人不长龋齿，口腔也清洁，他们的牙齿也相应变成黑色而且有光泽。我国古代史书常用"黑齿""漆齿"记载他们的先民。由于成年男子都嚼烟，烟盒经常放在随身携带的挎包内，路遇亲友，都互相传递，请对方嚼烟，成为一种礼节，客人到家中，也请他嚼烟。

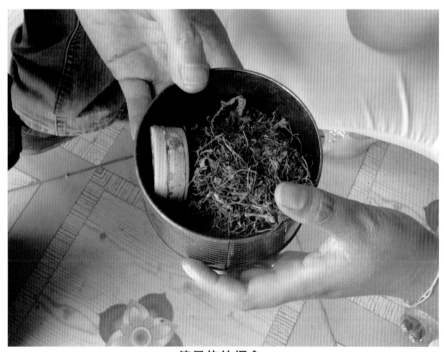

德昂族的烟盒

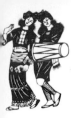

五、饮食文化

德昂族饮食习俗的形成由其生存的自然环境、生产方式、生产力状况等因素所决定，并反映了德昂族的经济、文化、宗教等的历史进程，由于其特有的生产方式、自然环境和独特的民族文化，又形成了有别于其他民族的独特饮食习俗。其中对德昂族饮食习俗影响最大的要数宗教，自明代中后期南传上座部佛教在德昂人中传播，使其成为德昂人全民信仰的宗教。很多饮食生活习惯都被宗教化，和尚和信徒虽然不禁肉食，但严禁杀生，有见杀不吃、闻声不吃的戒律，为了不杀生，信徒家庭中不能养猪、鸡、鹅、鸭，食用这部分所食肉类只能到市场交换、购买或者请其他民族人来宰杀。但是大多数德昂人经济状况并不富裕，很少到市场交换、购买肉类，所以其饮食形成了以素食为主的饮食。德昂族聚居地区属印度洋季风影响下的季雨林区，具有夏无酷暑、冬无飞雪、无霜期长的亚热带雨林山区，由于气候湿热、雨量充沛，不论是低山、缓坡或平坝，土地皆肥沃，物产丰富，适宜种植水稻、旱谷、玉米和薯类，也适宜种植茶树，园地里除种蔬菜外，普遍种植芭蕉、甘蔗、黄果、菠萝、芒果和木瓜等水果。德昂族居住的山区盛产大竹，所以竹笋类食品在德昂族饮食中占有较大比重，竹笋的食用方法有十余种：鲜笋、干细笋丝、干巴笋、灰笋、酸笋、烂笋等等。

主食：以大米为主，杂粮为辅，米饭多蒸制，并能制作糯米粑粑、汤圆、米花糖等米制品。

副食：蔬菜类的制品除了园地里普遍种植的以外，德昂族人还经常采集野生菌类、竹笋、果菜和螃蟹尖、香菜、鱼腥草、茶叶菜等。他们能腌制富有本民族特色的食品，由于居住环境炎热，德昂族喜食酸、辣、苦类的食物，以此开胃、消暑、解毒。所以他们对于酸性食物，喜食擅做，经验丰富，为附近其他民族所不及。而肉类制品由于宗教信仰的因素虽然近代也开始大量饲养各种家禽，但是在肉类制品

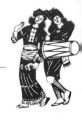

的制作及烹制上却受到了相邻民族的很大影响，其烹饪技法与傣族、景颇族非常相似。

酒类：德昂族信仰南传上座部佛教，信徒戒酒，老人中也很少有饮酒的。解放后，德昂族青年参加工作的多了，和外界交往增加，佛教影响减弱及生活的改善，饮酒的人逐渐增多。

德昂族擅长煮、炖、拌、舂等烹饪技法。受诸多因素的制约，德昂族自身的烹调技术不够发达。但在长期的生产生活中，形成了独具特色的适应高寒山区本民族的菜肴烹制技法，大体可分舂、烤、煮、剁、炸、腌六种烹制方法。其中腌的技法比较独特。

舂的烹调技法需要舂筒和舂子。舂筒很简单，用一节竹子做筒，用木棒做舂子，动植物都可作为此法烹制的原料。植物性原料一年四季不缺，野菜、野果、日常蔬菜，既可熟舂也可生舂其中。日常蔬菜以熟舂为主，而竹笋、大苦子果、小苦子果、四季豆、蚕豆、豇豆等亦可熟舂。生舂则以植物菜为主，岩姜、生姜、马皮泡、奶浆菌、鱼腥菜、豇豆、蚕豆等为首选。舂菜要加作料，豆豉是必需的，其次是小米辣、姜、葱、蒜、芫菜、小酸茄、野芫荽、芝麻、花生、核桃等。作料越全，味道越好。舂菜全是凉的，夏天吃起来格外爽口。有一些野生原料本身就是中草药，有很高的药用价值，如舂野生鱼腥草，取其根，加豆豉舂制而成，称豆豉根，是德昂族当家野菜之一。在山寨的背阴山地、林边、田埂和洼地草丛中生长的鱼腥草，其叶嫩绿，根白长，食之能消热解暑，可治扁桃腺炎、气管炎、肺炎等多种病症，是菜药合一的野生菜。

烤。畜禽鱼鸟兽均可直接用明火烤吃。若系牛、鹿、麂肉等，通常烤干后再捣为肉松上席。此外，还喜欢用蕉叶将肉加山胡椒树皮或叶、橘子皮或叶，花椒叶、打捧香、砂仁叶、草果叶、金芥、香柳、枫茅草、缅芫荽、大叶芫荽、姜、葱、芫菜等作料包好，慢慢在火灰中低温烘烤焐热。

煮。凡是肉类均可用竹筒煮。

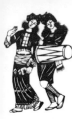

剁。德昂族喜欢将生肉切碎剁烂，和辛辣酸香等调料，制成酱状食用。主要佐料是苤菜、野芹菜、马蹄菜、韭菜、茴香、米线等。通常用酸木瓜水、野柠檬汁、干腌菜水、酸干笋水、腌菜汁、水腌菜汁、盐霜果等代醋。猪里脊肉剁生，牛肉、麂肉剁生，鱼肉、黄鳝、青蛙剁生。

炸。煎荷包蛋蜂蛹、油炸知了、竹虫、藤子虫、栗柴虫、飞蚂蚁、栗子虫、沙虫、干白花骨朵和各类肉干巴等，均是很有魅力的菜。

腌。可腌制各类肉干肉巴、咸菜及酸菜。酸菜有腌酸笋、腌菜、水腌菜、腌酸鱼、腌帕滚菜、腌酸肉等。

最具德昂风味的是酸扒菜。酸扒菜的制作主要用酸笋子，原料是豆包、青菜、南瓜尖、洋芋等。调料有精盐、辣子、芫荽、花椒油、味精、酱油等。酸扒菜可单独煮，也可有选择性地混合煮。例如选择饱熟的豆包，在清水里泡洗净后，放入锅内放上适量清水先用旺火烧至沸腾，后用文火慢慢地炖着，直至豆包扒了再放酸笋子，最后放其他原料和作料。也用肉类做酸扒菜，如酸猪蹄、酸辣鱼、酸辣鸡等。还可把肉类和蔬菜类混合煮酸扒菜。德昂的酸扒菜菜香、汤香、味香，很开胃。酸扒菜还有药用功效，对感冒有一定疗效。吃酸扒菜不挑季节，无论春、夏、秋、冬吃起来都特别爽口。

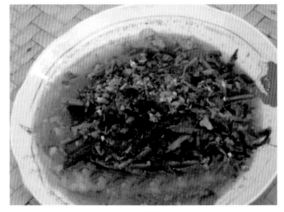

酸扒菜

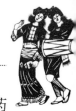

德昂族的饮食习俗以素食为主，食源多样，一定程度上体现了药食同源的道理。

六、茶文化

德昂族嗜饮浓茶，亦善于种茶。几乎每家每户都栽种茶树，素有"古老的茶农"之称。茶叶在德昂族的社会生活中有着广泛的用途，他们对茶叶也有特殊的感情。德昂族青年男女从认识到结婚都离不开茶。他们在恋爱、婚姻当中有以下几种茶：传情茶、订亲茶、友谊茶、订婚茶、迎亲茶、拜堂茶、拆棚茶等。

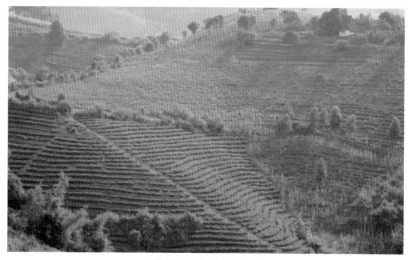

德昂人种植的茶叶

德昂人认为茶叶能象征并能传递真诚的友谊。每当亲友临门，都以茶待之；分别时，还要赠送对方一包茶叶，以示双方友谊如同茶叶一般浓香，如茶树一样地久天长。茶叶在德昂人的礼仪中的应用主要有以下几种方式。

迎客茶。跨入德昂山寨，无论客人进入谁家都会受到以茶为礼的热情款待。客人光临，不是递酒，而是敬茶，有"说一句话，喝一盅茶"的习俗。

敬客茶。遇上亲戚或好友来访，则用一种特殊的方式敬茶。主人

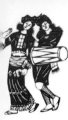
先将锅盖置于火塘的三脚架上，把临时采摘的新鲜茶叶放于上面三番五次地烘烤，直到发出焦香味。稍凉片刻，用手抓一小撮放进小土茶罐里，继续烘烤到茶叶发黄，发出"吱吱"的响声，即用沸腾的开水冲入罐里，待水泡全消，稍作烘烤。第一道倒给客人喝，第二道主人自己喝，表示以诚相待，友情长存。

送客茶。客人告辞，仍然以茶相送。如一般客人，便将自家常饮的茶抓一大把置于大土茶罐里，稍烘片刻，待发出香味，即冲水继续烧开，然后，每人喝一碗，边碰碗边喝，边道别。如送贵客，则要喝竹筒茶。竹筒是用现砍的竹子做成的，取精心保存的春茶放入竹筒里，灌上清凉的水，然后在火上烘烤，直烤到竹皮发黄，飘出浓郁醇厚的茶香，然后轮流喝一口，直到喝完为止，意即让友谊像竹子一样，一节更比一节高。

回心茶。茶叶可作为探望亲友的见面礼，也可在请客时作为"请柬"使用。当有过失需请对方谅解时，要先送点茶叶；发生纠纷不便自己解决，需请头人调解时，也要裹一包茶叶和一包草烟交给头人，然后申诉理由；一个人做错了事，经众人教育帮助，本人表示悔改，重新做人，要邀长者到家中喝"回心茶"，喝茶的方式与喝"敬客茶"相同。

和睦茶。两口子因某件事发生争执，感情受到伤害，经父老乡亲们调解，两人言归于好后，就要邀长辈及亲朋好友到家中喝茶，表示以后要互敬互爱，和睦相处。

亲家茶。为使孩子身体健康成长，相信"天意"，采用抓米的方法来给自己的娃娃改名。父母抓米给孩子起名或改名后的三年内，每年过年要带上茶叶、粑粑等礼物领孩子给亲家拜年。

调解茶。人有矛盾后，要请村里的头人"达吉农"（伙头）或"达朴隆"（副伙头）调解，并送给前来调解的头人一包茶叶。调解清楚后，错的一方要向另一方赔礼道歉，并送上一包茶叶。

拜师茶。德昂族有许多艺人，向艺人学艺拜师时，都要带上一

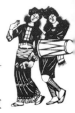

包茶叶、一把草烟，和师傅商量学艺的事，师傅同意后就可跟着师傅学习手艺。学会手艺后，逢年过节也要带上茶叶、草烟和钱去拜见师傅，感谢师傅教导，报答师傅的恩情。

择算茶。做什么事都要请佛爷或安章择吉日，在请佛爷或安章择吉日时，要带上一包茶叶和一两元钱，到寺里或安章家，说明自己要做的事。佛爷或安章见到礼物后，先客气一番，然后翻开经书选定一个吉日。

条祀茶。在安葬亡者时用竹子编制三所小竹房，称为"合帕"。其中一个罩在棺木上，内放置茶叶、烟草等供物及死者生前用过的物品。

葬礼茶。在安葬死者时，等棺木放入坑中后，有一人将事先准备好的茶叶发给在场的每一个人，由佛爷或安章念经或说些话，然后每人将手中的茶叶撒入坑中。

献龙茶。在下河捕鱼撒网、修建水井和祈求平安健康时会献龙。方法是：取一撮米饭、一撮茶、一撮沙放入一个三角形芭蕉小斗中，蹲下祷告、许愿即可。主要有"撒网式""献水井式""求子式""平安式"献龙等。

献稼茶。德昂山寨都有稼林，人们遇到麻烦时，往往要献稼，而所献的食物中必须有茶。

佛杆茶。德昂人在佛寺正东门前要立一棵佛杆，场地宽的地方可在寺侧多竖几棵。在佛杆所插入的一米左右深的洞里必须放有谷米、茶叶、铜钱，佛杆旁的竹篓里的供品也要有茶叶。

平安茶。堆沙节期间，各家所扛到佛寺外的"平安树"里要有茶叶，听佛爷、和尚念经的途中还要撒谷米和茶叶，以求平安、好运。

浴佛茶。浴佛仪式中，信徒们蹲着听佛爷、和尚念经，每念完一段，由女信徒撒谷米花和茶叶，念经结束也要撒，然后浴佛。

德昂人加工茶叶有多种方法，除了将采摘的茶叶炒揉晒干外，还可直接用鲜叶加工成以下几种食用茶。

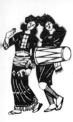

泥缸茶。一般在雨季腌制。鲜叶采下后立即放入灰泥缸内，压满为止，然后用很重的盖子压紧。数月后将茶取出，与其他香料相拌后食用。

陶腌茶。将采回的鲜嫩茶叶洗净，加上辣椒、盐巴拌和后，放入陶缸内压紧盖严，存放几个月后，即成为"腌茶"。可当菜食用，也可当零食嚼吃。

竹腌茶。这也是一种颇为古老的食茶方式。将鲜叶用锅煮或蒸，使茶叶变软后再放在竹帘上搓揉，然后装入大竹筒里，并用木棒舂紧，筒口用竹叶堵塞，将竹筒倒置，滤出筒内茶叶水分，两天后用灰泥封住筒口。经两三个月后，筒内茶叶发黄，剖开竹筒，取出茶叶晾干后装入罐中，加香油浸腌。可直接当菜食用，也可加蒜或其他配料炒食。

酸茶。除干茶外，德昂人也制作一种湿茶（酸茶），史书称为"谷（沽）茶"。德昂人把采摘来的新鲜茶叶放入大竹筒内压紧密封，使之糖化后食用。食用湿茶不必煎煮，从筒内取出即可放入口中咀嚼，茶味微酸苦，略带甜味。这种茶能解暑清热，在气候炎热的地区，人们都喜好嚼酸茶。

凉拌茶。将一定量的鲜茶叶用开水冲泡后捞出，加芫荽、大蒜、盐酸水或盐巴、味精等拌均匀，即可食用。味苦涩回甜，极富特色。

七、竹文化

德昂人居住的地方自然生长着许多竹子，德昂人自己也种植竹子，主要是龙竹。自古以来，德昂人在房屋建筑、生产生活的各方面都离不开竹子，形成了自己独特的竹文化。

德昂人的传说中有竹。在镇康县南伞镇的岩弄山上，有一种奇怪的竹子，外观上和一般的竹子没有什么两样，但砍开后，却发现里面的竹节不同一般，一般的竹子竹节往上凸起，而岩弄山上的这种竹子

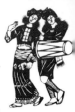

竹节却向下凹陷，当地人称这种竹子为"倒节竹"。传说，在很久以前，神仙兄弟到人间帮助治理南捧河，准备把南捧河截往南伞，但失败了。兄弟俩觉得对不起凡人，也无脸返回天界，就在岩弄山顶上喝完竹筒里剩下的最后一滴水，顺手把竹筒倒扣在山顶上，飞撞向南伞后山的玉柱岩……后来，倒扣的竹筒就在岩弄上长成了"倒节竹"。

宗教活动中有竹。在举行浴佛仪式时，用于放置佛像的是小竹楼，浴佛的水龙也是竹制的；教徒、信徒供奉物品时也用竹；寺院的"佛杆"用竹；专门收功德钱的桌式圆盘也用竹精制而成。

房屋建筑有竹。在过去的房屋建筑中，除了枕木、柱子和梁用树木外，其他都用竹。竹楼大多呈四方形，分上下两层。竹楼开门处，有竹廊和晒台。竹楼的墙用粗竹剖开排列，有竹檐、竹墙、竹门、

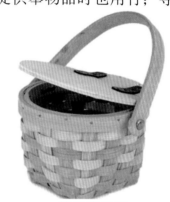

德昂族竹编

竹窗，楼板用竹笆制成；四周用竹子围起来；建房也不用钉子，遇需穿、斗、铆、结之处，全用篾子或绑或拴；房顶的许多椽子是竹子，用篾子将椽子和梁绑在一起；房顶盖的茅草，事先也要用篾子绑夹成片，再盖到房顶上。

生活用品有竹。常见不少与竹子有关的生活用品，如竹凳、竹桌、竹椅、竹碗、竹筷、竹筒、竹梯、竹筐、竹盒、竹席、竹手杖、竹晾竿、竹簸箕、竹花篓、竹饭包（即饭盒）、竹腌菜筒，等等。他们能用竹子制作出精致的腰箍，也能用竹筒煮饭、煮茶。在德昂人家里，几乎时时、处处都能看到竹子的影子。

所穿的鞋子也可用竹做成，即"竹麻草鞋"。其制作并不复杂，在新竹未长枝条时砍下，用力将竹皮部的纤维刮成麻丝，当地人叫"竹麻"，用"竹麻"搓成细绳，边搓边加布条。这样编织出来的鞋子透气性、耐用性和耐腐蚀性强，既经济又实用。

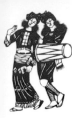

　　吃的食物有竹。以酸笋煮鸡、酸笋煮鱼、黄笋丝炒豆之类的"竹菜"，配以竹子烧火、竹甑蒸饭、竹筒打水、竹盒装饭、竹勺盛饭、竹筷吃饭再加竹桌、竹凳，即构成了颇具本民族特色的"竹宴席"。德昂人擅长制作竹笋，而且种类繁多：有干巴笋、笋丝、灰笋、烂笋、腌笋等。

　　谈情说爱有竹。小伙喜欢上姑娘，要把槟榔包给姑娘，槟榔包用竹篾绑成"井"字形。谈恋爱到订婚，父母初次见面，要送上两包茶叶，茶叶要用笋叶包好，再用竹篾绑住。还流行一种赠竹篓的试探风俗，在夜深人静串姑娘时，小伙把自己编的篓子分送给自己所中意的几个姑娘，最漂亮的那只，要送给自己最喜爱的姑娘，以此表达自己的爱意，并试探对方的反应。每个姑娘往往都能收到好几个竹篓，到泼水节这天，小伙们紧盯着姑娘们背着的竹篓，仔细辨认着心上人所背的是不是自己送给她的那只竹篓。若是背着自己所送的，就可与那位姑娘谈情说爱了。

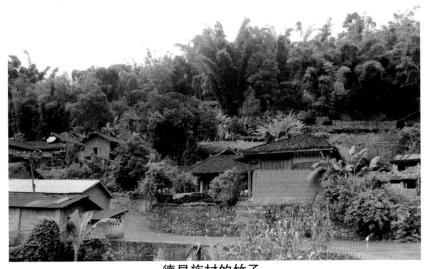

德昂族村的竹子

　　丧葬也要用竹。过去困难人家多用竹笆作棺。后来一些富裕的德昂人开始用汉族式的椿木等大板作棺木，但即使死者的棺材用的是大

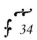

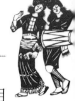

板，也要在棺材头上盖上一片和棺盖大小相差无几的竹笆。绑棺材用的是竹篾子，抬棺材用的梁和扁担也用竹子制作而成。

德昂人从古至今的爱竹、用竹、说竹，形成了自己独特的竹文化。

八、德昂族的干栏式建筑

德昂人的传统房屋建筑框架为"干栏式"，屋顶为"毡帽形"，据说，这是依照诸葛亮的帽子建造的。"干栏式"建筑与汉族的"入地三尺"建筑风格相反，而讲究"离地三肘"。德昂人认为，"入土"是鬼宅，人不能居住在土内，而要离开地面，使整幢建筑由木支柱架离地面。再说，将房屋直接建筑在地面上，东西容易潮湿，粮食作物易发霉变质，人也容易患风湿等疾病。"离地三肘"，实则离地一米以上。德昂族村寨依山而建，大都建在海拔700米至1500米的半山坡上，广种大青树和大竹。大青树也称榕树，被德昂族视为神树，一般种植在村寨高处，只准种植不准砍伐，在热带湿热气候的滋润下，长得躯干雄伟、枝繁叶茂，成为德昂族村寨的标志。许多德昂族农户喜欢在房屋周围种植大竹，大竹也称濮竹，粗壮、挺拔，高达20余米，是建筑竹楼的好材料。

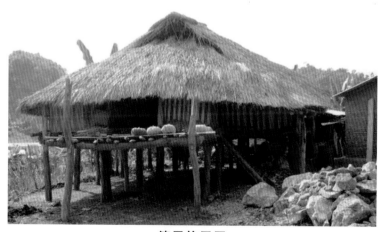

德昂族民居

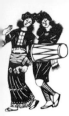

房屋主要有正方形和长方形两种形式。长方形竹楼主要是过去集体式住房；正方形竹楼主要为小家庭式民居，分主楼和附房两部分。两种竹楼多用木料做主要的框架，每根大、小柱子入土都在1米以上，所以特别注重柱子的选择，一般选铁叶蒿树和株栗树，大梁多取红木树，椿树被称为树王，因此每间房子都必须用上一小部分。其他部分，如椽子、楼板、晒台、围壁、门、楼梯等都以竹子为主，房顶则覆盖茅草。

群居式民居。20世纪三四十年代，仍保留着父系大家族的生存方式，同一系祖先有血缘关系的后代共同居住在一所大房子内。保存到解放后的最大一幢房子，长达50米，宽约15米，面积达750平方米。一般大房子面积也在四五百平方米左右。

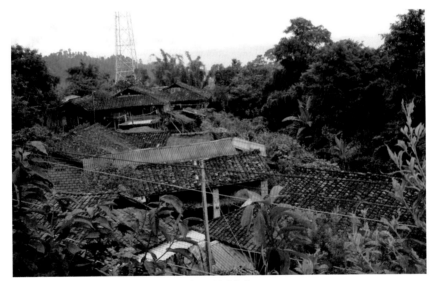

德昂族村寨

小家庭式民居。主楼呈正方形，有主、副两座楼梯，分设于东西两侧，人扶梯面上。楼底柱子林立，四面不作遮挡，用作饲养牲畜家禽及堆放柴火杂物。第二层，分为前廊、晒台、正堂及卧房四部分。前廊靠近楼梯，宽敞明亮，是操持家务、妇女纺织及喜庆欢聚之处。前廊直前为晒台，用于晾晒粮食、衣物等。廊后为室，用隔板分为两

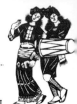

部分。外室是待客之所，设有火塘，烤火、做饭就在火塘上进行。内室为全家睡房，西南角为老人的，东北角为长子的。如果兄弟众多，婚后，则从西北开始，依次向东北角隔若干间卧室，从长子、次子、三子等夫妇依次入住，客人不可进入。东南角为未婚子女或客人睡房。一般就地而卧，不单独设床。楼板和隔墙用竹笆或木板，屋脊为人字形，整体房顶为圆弧形的"冠盖式"草顶，恰似古代中原地区儒生的毡帽，造型独特而别致。附房多建在主楼的一侧，用作堆放柴草及安置舂米的脚碓。

传统民居还用草扎成若干个葫芦形草结，装饰在弧形屋脊上。这是源于对葫芦的崇拜。

第七节　德昂族的宗教信仰

在宗教信仰上，因受傣族影响，小乘佛教在德昂族中得到普遍流传，并掺杂着浓郁的原始自然宗教色彩。

小乘佛教传入德昂地区的年代不详，在解放前的很长一段时期里，小乘佛教一直获得德昂族的全民信仰。德昂族人民崇佛极为虔诚，而且佛教的宗教意识对德昂族的影响也是根深蒂固的。在他们的观念中，人死后其灵魂还存在，并根据死者生前的善恶功过来判定灵魂的去向：善者升入天堂；恶者留在人间变为鬼魂，甚至被打入地狱受惩罚。德昂语把天堂称为"勐亮"；人间称为"勐陆依"；地狱称为"勐夏林"。天堂居住着天神"困土戛"，为男性，随时俯视着人间的善恶，主宰着人们的命运。另还有"困散罗"，为"困土戛"的副手；司命为"赵独罗尼巴"，男性，掌管人类的繁殖增长；司报称"楠叔特利"，是老妇人，在冥冥中监视民间善良歹恶以上报天廷。地狱由老妇人"禁牙拉"掌管，并有八口锅，锅内盛满沸腾的铁水，

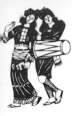

它们是用以炼人和惩罚有罪灵魂的。据说，原来人们的脸形都是一样的，有人犯了淫乱之后，很难辨认，故而天神"困土夏"特命设八口锅于地狱以炼人，使人脸互不相同，容易辨别谁在犯罪，并且经八口锅依次蒸煮，给有罪之灵魂应有的惩罚，直至其获得超生。德昂族还认为阳世与阴间以仙河为界。

各地德昂族因居住不同，在信仰的教派上又互有差别，遵守的教规也不一样。"汝买"（"黑崩龙"）主要信小乘佛教的润派。这派戒律较宽，允许养鸡喂猪，青年人可以杀生。自称"昂"和"冷"的支系（"红崩龙""花崩龙"）多信小乘佛教的左抵派和孕利派，这两派有许多清规戒律。因为信这两派的人认为世上的鸟、虫、鱼、兽等动物和人一样，都是有生命的，而弄死任何一条生命都是在犯罪。所以根据教规，严禁杀生，见杀不吃，闻声不吃，就是有野兽在糟蹋庄稼也不准打猎，并不准人们养猪鸡。每户只有一只公鸡报晓。另外还戒酒，禁抢劫，禁偷盗，不准乱说乱动等等。

德昂族除了信奉小乘佛教外，还崇拜自然，相信鬼神。如保山县大中寨的德昂族就崇拜山神、蛇神、鬼树、地鬼、龙王等多种神灵，每年还举行各种宗教祭祀活动。在德昂族各村寨中，还有一种专门从事祭献的祭司。镇康、耿马等地称其为"达来"，从笃信宗教的老年人中选出；德宏地区则用汉语称其为"先生"，他能占卦、择日、诵经，有一定知识水平，从而得到群众的公认。

各种宗教迷信活动的盛行，在经济上和思想上给德昂族人民带来了沉重的负担，阻碍了德昂族社会的向前发展。解放后，随着人们思想觉悟的提高，德昂族的宗教信仰发生了深刻的变化。许多落后的迷信思想和习俗已被德昂族人民逐渐摈除，并开始接受佛学教育。

佛寺（德昂族称庄房）是举行宗教活动和出家僧侣学习、生活的地方。过去，大多数德昂族村寨都设有佛寺。佛寺里的僧侣有佛爷、和尚之分，前者是师傅，后者是徒弟。佛爷谙熟傣文，精通经书，属于知识阶层，在群众中有极高的威信。凡婚配嫁娶、生老病死都请佛

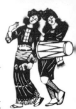

爷来打卦、念经。另外由于佛寺是唯一获得教育的场所，因此许多德昂族群众常把自己家里五六岁的小孩送到佛寺里当小和尚，接受佛学教育。按佛教规定，出家时的僧侣一概不准结婚，只有还俗后才能结婚，而还俗是比较容易的，还俗手续也较简单。

僧侣的日常生活费用由世俗群众供给，是小乘佛教的一个重要特点。和傣族佛寺相似，德昂族各村社各村寨佛寺里僧侣的生活费用，均由当地群众负担。平时全寨人家轮流送饭、肉、菜等食物给佛寺，并负责供给衣物。另外，通过每年宗教节日群众的布施，佛寺收入也相当可观。

第八节　德昂族居住区的交通概况

德昂族居住地区有怒山、高黎贡山，山脉纵横，澜沧江、怒江、槟榔江阻隔，往来极为艰辛，物资运输全仰赖于马帮、牛帮和人的肩挑背负。至今陇川县王子树乡有地名叫"大牛寨""小牛寨"的，索其来源，那是元明至清代前期，这里多住有德昂人，他们拥有驮牛帮，为商旅运送物资，牛帮往来多在此地歇脚，因而得名。直到近代我们看到居住山区的德昂族，他们仍然是用黄牛（主要是公牛，也有少量母牛）驮运谷物、柴禾，2000余年变化甚微。居住山麓和坝区的，由于土地比较平坦，他们运输多使用牛车，少数用驮牛。

过去德昂人也善于修筑道路，但只是限于用石头铺筑乡村道路。而能够通行汽车的现代化公路，直到解放前，只有滇缅公路经过潞西和畹町，建筑和通车时间均较晚，到1938年9月才全线贯通。使用不久，怒江以西段1942年被日军占领，1945年1月，日军被赶出畹町才得收复。新中国成立以后德昂人居住地区的交通得到了一定的改善，随着我国国民经济的发展，德宏州县县通了公路，绝大多数乡也修通了

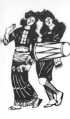
公路。由于运输甘蔗等物资的需要，许多村也修通了能通行拖拉机和汽车的简易公路。

由于德昂人居住地区交通闭塞，与外界联系较少，所以他们在生病时往往得不到及时治疗，只能依靠当地民间医生给予一些传统的治疗。在长期与疾病斗争的过程中，德昂族积累了丰富的诊断病情和利用草药验方治病的经验，产生了一批具有本民族特色的民间医生。

第九节　德昂族的经济概况

历史上德昂族的经济以农业为主，畜牧、采集、渔猎等生产活动、手工业活动和商业活动是作为农业活动的补充而存在的，与当地其他民族相比具有明显的结构性差异，同时存在比较突出的贫困问题。

历史上，德昂族在平地或山地使用铁锄和铁犁开垦了许多水田或梯田，种植水稻或旱地作物（如玉米、旱谷、豆类、薯类），创造了以种旱谷、植水稻为主的农业经济。后来由于傣族进入德昂族的地区征服了德昂族，德昂族退居山区，所以长期以来他们拥有的水田并不多，而是拥有较多的旱地。他们拥有的旱地分为固定耕地和轮歇耕地（休耕地）两种。固定耕地占总耕地面积的10%左右，多分布在缓坡或河谷地带，适宜种植玉米，但也需要轮换种植。轮歇耕地占总耕地面积的70%左右，一般是一块地种三年后休耕轮歇。中华人民共和国成立前，居于山地的德昂族中，除少数个体家庭拥有少量旱地外，其他成员仅拥有旱地的使用权，谁愿开垦均可，但不能长期占有，一般耕种三五年后即抛荒，抛荒后仍归村社所有。居于平地的德昂族所开垦的水田基本上归自己长期占有使用。明朝三征麓川年间及万历年间征讨缅甸时，保山地区一些濮人头目因无力支付赋税和差发而开始典当田

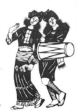

地。虽然在典当或出售之前，需要先征求本村寨头人及其他家庭的意见，本村寨内的人拥有优先购买权，但因为德昂族长期处于社会最底层，生活十分贫困，绝大多数无力购买水田。因此到19世纪末20世纪初时，德昂族手中的水田多已典当或出售。再加上自清朝咸丰、同治年间（1851—1874年）以来，有许多汉族先后迁入德昂族地区，他们利用种植大烟和进行商业贸易所获得的高额利润买田置地，使得地主经济逐渐渗透到德昂族地区。同时，傣族领主经济也在向地主经济转化，因而，德昂族的水田基本上都因借债无力偿还典当或出售给傣族土司、领主和汉族地主、富农。中华人民共和国成立后，党和政府实施了民主改革，对住在平地的德昂族实行的是"和平协商土地改革"的政策，对住在山地的德昂族实行的是"直接向社会主义过渡"的政策。这两种政策实施后的结果是一致的，即废除了土司、领主、地主、富农土地所有制，实现了耕者有其田。德昂族收回了从前由于生活所迫典当或出售给土司、领主、地主、富农的水田。然而尽管德昂族后来也新开垦了一些水田，但是由于其居住在半山区，受自然条件限制，因此至今旱地仍然是他们耕种的主要对象。德昂族经济的产业结构限制，使得他们的收入基本上来源于第一产业，也就是以实物性收入为主，货币收入相应地就很少。

新中国成立以后，特别是改革开放以来，德昂族在产业结构上有了长足的发展，当地经济得到了快速发展。他们冲破旧俗开始养猪养鸡，种植茶叶、甘蔗、橡胶、麻、棉、苏子等经济作物；除了开展养殖业和种植经济作物外他们还积极开展商业活动。改革开放以来德昂族人民的经济收入得到了明显提高，但是由于地理环境、生活习惯等因素的影响，德昂族的经济状况还处于相对落后的状况。

由于德昂族经济的相对落后，加之德昂族居住地区都处于边远地带，使得德昂族人民在看病就医方面显得更加困难。所以至今部分德昂人看病就医还要依靠当地的民族民间医生，这种现状也为德昂族医药的保护、传承和发展提供了最后的机会。

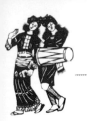
第二章　德昂族医药发展历史沿革

第一节　历史上德昂族健康无保障

历史上，德昂族地区的医药卫生条件非常落后，德昂人患上疾病曾经依靠的不是求医而是依靠求巫解除病痛。对此，元朝《马可波罗行纪》中曾记载：押赤（昆明）、大理、永昌三州无一医师，如有人患病，则召看守偶象之巫师至；病者告以所苦，诸巫师立响其乐器，而为歌舞，迨其中一人昏厥如死始止。"在元朝，永昌地区的德昂族先民信仰万物有灵的原始宗教，明朝佛教传入后，信仰佛祖与迷信巫师仍然并行不悖。因此长期以来，群众染病多数到奘房求神拜佛，或请巫师杀鸡看卦、跳神驱鬼，以求通过神秘力量驱除病魔、镶灾消祸。直到现在德昂族地区还有一些草医把看病与巫术结合在一起，在给病人治病时进行一些简单的巫师活动。经过"文革"破"四旧"以后相信巫师的人已经很少了。现在只有部分老人在生病时，既找医生看病，又请先生念经驱鬼，年青人已经很少有人相信鬼神了。

德昂族居住地区属于印度洋季风影响下的季雨林地区，气候湿热，雨量充沛，是各种疾病丛生和易于流行的地方。古代典籍曾把这里记载为"蛮烟瘴雨"之地，把它与各种瘟疫和死亡联系在一起。德昂族聚居的三台山乡处于芒市坝和遮放坝两大瘴疠高发区之间，也是各种传染病易发区之一。当地曾流传民谣："要去夷方坝，先把媳妇

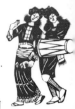

嫁。"那时许多外地人把去"夷方坝"视为踏上不归之路。历史上由于传染病的高发和落后的医药卫生条件使得德昂人在面对重大疾病时只有坐等死亡和漫无目的地生命逃亡。德昂族地区历史上曾有过多次大范围的传染病流行，几乎影响到了德昂族民族的存亡。

中华人民共和国成立前，在德宏州潞西市三台山乡由于瘟疫造成大批人口死亡的先后有三次：第一次是在1924年，全村死亡90多人；第二次是在1934年，全村死亡82人；第三次是在1941年，全村死亡120多人。德宏州陇川县章凤镇，历史上曾有较多的德昂人居住，1945年遇上鼠疫流行，人口死亡过半。据镇康县军弄乡卫生院副院长刘贵荣（德昂族）介绍，1942年秋季，该乡的大寨村和栏板橙村共有230余人感染瘟疫，先后死亡100余人。1947年春季，同是这两个德昂族村寨，又发病210余人，死亡125人。这两次瘟疫造成了60余户大逃亡，300余人的栏板橙村因此而四分五裂。镇康县南伞乡的栏板橙村原来有80余户德昂族，1947年流行斑疹伤寒（群众称为"鸡窝病"），姚老六家16口人死去11人，姚老大家有15口人死去9人，金老大家6口人死去5人，刘老大家7口人死去6人，另一户姚老大家8口人死去6人，另一户金老大家18口人死去13人，姚老二家8口人死去5人，王安章全家5人死绝，佛寺中的8个佛爷（和尚）全部死亡。其他死两三人的人家更多，人们只好四处迁徙，躲进深山老林，栏板橙成了户无炊烟、路无行人的空寨子。

第二节　德昂族地区民族民间医药的现状及分析

由于还没有查到关于德昂族医药形成和发展过程的任何文献资料，我们对德昂族医药的历史沿革就只能从德昂族医药至今还保留下来的现状入手进行一些分析。

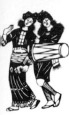

一、为了抢救民族遗产，德宏州药品检验所于1983年组织人员深入德昂族村寨，拜民族民间草医为师，对德昂族民族民间药材进行收集、整理。1990年德宏州民族出版社出版了《德昂族药集》一书，共收集德昂族使用的植物药材102种，动物药材3种，并附单方、验方40个。这是第一部德昂族民族民间用药的专著，较为全面地反映了流传至现代的德昂族与各种疾病斗争实践积累得来的用药经验。

二、2010年出版的《云南特有少数民族百年实录——德昂族》记载了德昂族民族民间医诊断用药的经验。主要内容如下。

德昂族"草医"对疾病的诊断及民族草药的加工炮制方法比较简单，对疾病的诊断主要采用观察和诊脉的方法进行，药物使用方法主要是煎煮敷涂等。

号脉法：通过号病人脉搏诊断疾病。若脉搏微弱不起，说明有病症。再通过揉手或揉脊背等方法加速脉搏跳动。若经过这些方法处理后，脉搏跳动仍微弱，说明有肺结核等重病。

观察询问法：看病人皮肤是否发黄，是否有明显消瘦情况，请病人自述病情是否有全身乏力、肚子疼痛和不思饮食等现象。观察询问诊断内科疾病常见的有以下几种：若患者四肢无力，平时流鼻涕，皮肤发红，盗汗，饮食量多，可能为肺结核；若病人痰多、吐血，平时流鼻涕，四肢无力等，可能是患支气管炎；若病人全身不适，腰痛，小便发黄，解小便困难，疑为肾炎；若病人四肢无力，头昏眼花，发热，小便发黄和便秘、肚痛等疑为肝炎；若病人四肢无力，头昏，性情急躁，夜不成眠，则疑为神经性疾病；若病人有胃痛，吃饭前两小时剧痛，恶心、吐酸水等症状，疑为十二指肠溃疡、胃溃疡等病；患者饭后腹胀、便秘、便血，疑为慢性胃炎。

德昂族不仅有本民族传统的诊治方法，还配置了一些比较行之有效的偏方用来治疗大肠下坠（脱肛）、头痛、腹胀、疟疾、食物中毒等内科疾病及骨折、枪伤、跌打等外伤。较常见的药物偏方、配方有数十种。略举例如下：将风流草、芭蕉花晒干，碾碎后煮成汤，可

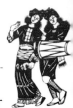

医治大肠下坠；将野豌豆、细苦子捣碎并以植物油作引子，生食，可治痔疮；将毛丹子、喜碧波两种草药捣细后，生食或敷于头部，可医头肿；将毛椿、草茶、黄姜、毛丹子、蕾香、川芎、臭草、喜逢草、墨蒿、扁扁叶、爬哈这几种草药舂碎后，放于铁锅内煮沸，然后将烧红的鹅卵石投入药锅，使药物蒸气冒出，肿疾患者接受蒸气熏及用药水擦洗患处，两三天后即可消肿痊愈；将菖蒲、亚老君根两种草药同煎，可治疟疾；将黑药、黄龙尾、寄生草、细叶子、龙爪树、树葱、树头妻、剪子麦这些草药和若干谷物装入竹筒内，密封烘烤，取出筒中药物，用开水浸泡三四日，可服用或擦洗，以治风湿或惊风；用干党香、小花叶、黑泡通、顺心花、阳凤叫、白老君根这几种草药煎汤口服，可治风湿、痨疾等症；将壁虎、台岩参、母夏煎服，能治肚子痛；将山花草、成茎草、野管鹿、苦灵荞、大小口响保草煎服，能治肾炎和头痛发热；用紫金花、小黑牛、过江龙、通子树、五醉子、江家达及斧山草煎服，可治跌打摔伤；将癞蛤蟆叶、无名草捣成粉末咀嚼，然后吐去，能治口腔肿痛；用青树根、草藤捣碎敷用，可治骨折；把灯笼草、细叶黄叶捣细，敷用，能治枪伤、刀伤；把铁树、老格果、金刚钻舂细，敷用，有消炎作用，可治皮肤脓肿。

德昂族民族民间医术系祖传，没有横向交流，水平有限，仅能够治疗头痛脑热、跌打损伤之类的小病，对大的疑难病症无能为力。

三、近年来我们对德昂族民间医进行了调查。所到德昂族村寨一般都有一两位懂得草药知识、平时爱采集草药的老人或民间草医。德昂族居住地区植物品种多样，药材丰富，为民族民间医药生存创造了有利条件。以下几位是我们调查过的德昂族民间医。

1. 德宏州潞西市三台山乡早外村的李二

李二主要是在治疗跌打损伤方面有独特的疗效，在三台山乡一带因拥有接骨的独特技术而使他远近闻名。他的接骨技术是从爷爷那里传下来的，不知传了多少代。他介绍说："我治疗骨伤的办法是手

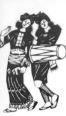

法正骨，用草药包好，不用喷酒，也不用按摩。药是我在山上采的，有20多种。三台山乡的人跌打损伤一般不去医院，都找我看。除本乡外，外乡甚至缅甸都有人来找我看病。到我这来看病的平均每天有2人至3人，有时一天来7人至8人，但有时一天1个人也没有。"

2. 德宏州潞西市三台山乡处东瓜村的李四

李四在合作化时期就任过村长，其业余时间爱采集一些草药，除了家人患病时服用外，也给乡亲邻里看病，他说：我会德昂族传统医药，能看一般的病。家人有病主要吃我的药，病重了就到医院去。我用的草药都是自己采的，药方是祖传的，不外传。

3. 除了像以上的这些纯民间医生外，还有个别的有文化的德昂族医生，他们不仅懂得德昂族的民族医药知识，还系统学习过现代医学知识。如镇康县军弄乡卫生院的德昂族医生刘贵荣，1974年从云南中医学院毕业后分配在军弄卫生所，他认真治病，努力发掘本民族医药，深得人们的信任

从以上资料可以看出，在长期与疾病斗争的过程中，德昂族一代一代摸索和流传下来了许多医疗经验，积累了大量单方、验方和民间疗法，已经逐步形成了诊断病情和利用草药验方治病的方法，反映了德昂族对人与自然、人与社会等方面的认识，体现了少数民族的智慧。

随着现代医学的快速发展，德昂族地区卫生院、村卫生室的医疗水平逐步提高，新型农村合作医疗体系健康发展，交通日益便利，向德昂族民间医生求医的人逐渐减少。由于掌握德昂族传统医药知识的人大多年事已高，他们行医药物均为自采自用，采药非常辛苦，并且都不主动收取医药费用，其医疗活动所得回报比较有限，所以他们的医疗技能多缺乏传承对象。加之德昂族缺少本民族的文字，他们的医疗知识和经验，普遍地还是靠世世代代口头相传。所以这些可贵的民族医药知识有濒临灭绝、失传的危险。

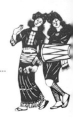

第三节 德昂族地区医疗卫生发展情况

中华人民共和国成立前，德昂族聚居地区没有专职医生，也没有任何医疗机构。1938年滇缅公路通车后，为了保障运输人员的安全，国民党政府曾向潞西市的遮放等地派驻医疗防疫队，并在芒市成立了隶属于运输部门的医务所，在公路沿线巡回医疗。1941年曾建立县属潞西卫生院。中华人民共和国成立后，中央人民政府重视民族地区的医疗卫生事业，曾在20世纪50年代初派大批医疗队和防疫队深入少数民族地区开展防病治病工作，在加强县级医院建设的同时，大力培养基层医务人员。从1955年开始，潞西县在三台山、西山、动嘎等地建立了区级卫生所，加强了基层医疗卫生工作，1966年建立了大岗乡（包括勐丹村）民办医院，有的村还有不脱产的卫生院、接生员（当时全县有德昂族接生员30人），初步建立了区、乡、社三级卫生网络。1981年，潞西市在三山乡成立了卫生院，由于设备简陋，医务人员不足，不能做手术，遇到大病要到潞西市或德宏州的医院治疗。此外，三台山乡的四个行政村都建有卫生室，配备了乡村医生，能够医治常见病和多发病。各个自然村都有一名接生员，能够及时处理产妇生育的问题。目前德昂族地区已经建立了以县医院为中心、乡医院为枢纽和村卫生室为基础的医疗卫生保健体系。

乡镇卫生院是由政府负担经费的事业单位，在基层医疗卫生工作中起着关键的作用。因为云南省乡级政府都没有专门的卫生管理机构，因此三台山乡卫生院既要为群众提供防病治病的服务，还要承担本乡镇的卫生管理职责，诸如管理农村公共卫生、统一管理乡村医生和负责基层统计报表等等。

新中国成立后，除德宏州潞西市三台山乡的医药卫生条件快速发展以外，云南省的其他德昂族地区的医药卫生条件也在快速发展。20世纪50年代后，政府在帮助德昂人发展生产的同时，派出医疗队、

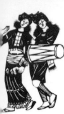

防疫队到德昂族地区，免费提供医药，为他们防病治病。在德昂族所在乡建立卫生所，后来发展成卫生院，村公所驻地设立卫生室，长期为德昂族人民服务，使儿童的死亡率大大降低，人民健康水平普遍提高。1985年保山市、县科协和市、县民委还组织医生为居住在潞江坝的德昂族普遍进行了一次体格检查，初步掌握了他们的身体素质状况。同时，医务人员给群众上卫生课，帮助培养了六名乡村初级卫生员，大约20户人家就有一名，他们在医务人员指导下开展防病治病和卫生活动。

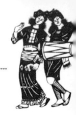

第三章　德昂族常用的医技医法

德昂人在长期与疾病做斗争的过程中不断总结，形成了一些具有本民族特点的医技医法。

第一节　诊断方法

德昂族医生诊断疾病主要是依靠观察、询问、诊脉、触摸等方法对疾病进行诊断。

观察：主要是通过观察病人的全身和局部的神色、形态、皮肤颜色、分泌物和排泄物的色、质、量等变化来诊断疾病的方法。德昂族医生通过观察法可以初步诊断部分疾病。如：手足关节肿痛，行动困难，多是风湿；以手护腹，行动前倾，多为腹痛；以手护腰，弯腰曲背，转动艰难，多为腰痛等；皮肤、面、目、爪甲发黄异常，多为肝胆疾病等等。

询问：主要是询问病人的主要痛苦所在、自觉症状、饮食喜恶等情况，结合观察、诊脉等内容综合分析病情。德昂族通过询问诊断疾病常见的有以下几种：若患者四肢无力，平时流鼻涕，皮肤发红，盗汗，饮食量多，可能为肺结核；若病人痰多、吐血，平时流鼻涕，四肢无力等，可能是患支气管炎；若病人全身不适、腰痛、小便发黄、小便困难，疑为肾炎；若病人四肢无力、头昏眼花、发热、小便发黄

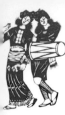

和便秘、肚痛等，疑为肝炎；若病人四肢无力、头昏、性情急躁、夜不成眠，则疑为神经性疾病；若病人胃疼痛，吃饭前两小时剧痛，恶心、吐酸水等症状，疑为十二指肠溃疡、胃溃疡等病；患者饭后腹胀、便秘、便血，疑为慢性胃炎。

诊脉：是通过感知病人脉搏跳动情况来诊断疾病。德昂族民间医生通过诊脉判断疾病的经验有以下几点：若脉搏微弱不起，说明身体有病；若通过揉手或揉脊背等方法处理后，脉搏跳动仍微弱，说明有肺结核等重病。

触摸：是指医生用手直接触摸按压病人的某些部位，以了解有关疾病状况的诊断方法。德昂族医生主要用这种方法来对跌打损伤的部位进行诊断，如：是否有骨折、脱位等损伤。有时也对是否有肿块等进行判断。

第二节　治疗方法

德昂族医生主要应用药物对疾病进行治疗，也进行一些简单的物理治疗。药物的使用方法主要是煎煮口服、外敷、涂擦等。物理治疗方法有以下几种。

一、抵痧（刮痧）、放血

操作方法：用手在患者的双肩上、中部，上胸部，印堂穴等部位，用食指和中指弯曲成钩子式，用力夹住相应穴位肌肉用力向反方向提拉，反复数次，直至皮肤变成紫红色时，用针刺出血再取少许烟锅屎涂擦即可。

主要适应证：重感冒。

注意事项：非重感冒一般不用，用也无效。儿童孕妇不用，无毒

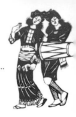

副作用。

应用情况：南伞、军弄等地。民间使用历史悠久，疗效好。

典型病例：刘某，男，成年。2001年3月某日在阳光下行走时，不慎跌于水中，约十分钟后就感到全身无力，手脚酸疼，头痛欲裂，恶心想吐。回家后家人及时采用上述疗法进行治疗，不多时即感到舒适，病症得到缓解。

该技法的产生和传承情况：德昂族先人应用流传至今，现镇康南伞、军弄等地每个自然村中，均有3～5人会使用此技法。

二、刮痧

操作方法：过去用铜钱（德昂称拉鲁），现多用五分硬币，在患者背部脊柱两侧肌肉、双手肘关节内侧、双脚膝关节内侧，先擦上石灰水或香油，再由上向下刮，刮至该部位颜色深红后用针刺破，擦上烟锅屎，现多擦清凉油，疾患可愈。

主要适应证：感冒。

注意事项：一般无禁忌，儿童、孕妇均可使用。

应用情况：南伞、军弄等地。民间使用历史悠久，疗效好。

典型病例：刘某某，男，成年，军弄人。患重感冒，全身酸痛、四肢无力、无汗、头痛如刀刺。用此法医治后，病症逐减而愈。

该技法的产生和传承情况：德昂族先人应用流传至今，现镇康南伞、军弄等地每个自然村中，均有3～5人会使用此技法。

三、拔火罐

操作方法：取口径约一厘米的金竹，离竹节长约两寸半左右截断，制成竹罐3～5个，将竹罐放在锅中煮涨，边煮边拔。拔罐前用小刀将患部划破数处，拔罐后擦净污血，涂擦小黑丑药水。

主要适应证：各种跌打损伤（无伤口）。

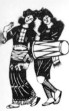

注意事项：本技法只限跌伤后有瘀血斑块及红肿者用，也可用于风湿麻木、冷痛。幼儿和孕妇不用。

应用情况：南伞、军弄等地。此法民间使用历史悠久，疗效良好。

典型病例：金某，男，成年。2004年2月10日因务农时，跌伤腰部，多日不能行走。使用本技法治疗2～3次后逐渐好转。

该技法的产生和传承情况：德昂族先人应用流传至今。

四、放血

主要适应证：重感冒。

操作方法：先从上肢肩关节用力向下边撵边抹，再用麻皮从上到下绑紧至每个指头后，用针刺手指尖部，让血流出1～2滴，擦干。顺绑一次，反绑一次。四肢如此。

注意事项：本法用于感冒后出现脚手麻木、全身疼痛、出大汗、四肢冰冷等症。幼儿和孕妇一般不用。

应用情况：南伞、军弄等地。此法民间使用历史悠久，疗效良好。

典型病例：曹某，男，成年。2002年4月10日，怕冷发热，四肢冰冷，出大汗，用其他药物施治均无效。后采用四肢末端放血疗法，半个时辰，症状逐渐好转而愈。

该技法的产生和传承情况：德昂族先人在日常生活中经不断实践而沿用至今，现镇康南伞、军弄等地每个自然村中，均有3～5人会使用此技法。

五、保守治疗骨折

主要适应证：外伤所致闭合性骨折。

操作方法：将事先准备好的药物（将20余种新鲜药物捣碎后放

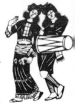

入桶中腐熟备用）适量，放在适当大小的纱布上摊平备用，用手法将骨折部位进行复位后再用自制竹链将准备好的带药纱布固定到骨折部位，捆紧。然后用针在竹链的竹条间隙部位戳出数孔，每天取适量药物（自备天然药物，与前述之腐熟药物有区别）煎煮后将药液淋到捆好的药纱布上。捆绑的药纱布一周左右更换一次。病情轻的一般两周左右即可痊愈，病重的则时间更长一些。

注意事项：本法只用于外伤所致闭合性骨折，开放性骨折慎用。

应用情况：德宏州潞西市三台山乡早外村民间医生李二单独使用，疗效佳。

典型病例：李二介绍说："前几年有个学生脚断了，经过以上方法治疗后，21天就能活动了。"

该技法的产生和传承情况：李二家祖上经验总结产生，家族内世代相传。

第三节　治疗处方

德昂族不仅有本民族传统的诊治方法，并配置了一些行之有效的偏方，能有效地医治大肠下坠（脱肛）、头痛、腹胀、疟疾、食物中毒等疾病及骨折、枪伤、刀伤、跌打等外伤。较常见的药物偏方、配方有数十种。在《德昂族——云南特有民族百年实录》中记载了以下配方。

将风流草、芭蕉花晒干，碾碎后煮成汤，可医治大肠下坠。

将野豌豆、细苦子捣碎并以植物油作引子，生食，可治痔疮。

将毛丹子、喜碧波两种草药捣细后，生食或敷于头部，可医头肿。

将毛椿、草茶、黄姜、毛丹子、藿香、川芎、臭草、喜逢草、墨

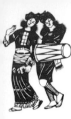

蒿、扁扁叶、爬哈这几种草药春碎后，放于铁锅内煮沸，然后将烧红的鹅卵石投入药锅，使药物蒸气冒出，肿疾患者接受蒸气熏及用药水擦洗患处，两三天后即可消肿痊愈。

将菖蒲、亚老君根两种草药同煎，可治疟疾。

将黑药、黄龙尾、寄生草、细叶子、龙爪树、树葱、树头萋、剪子麦这些草药和若干谷物装入竹筒内，密封烘烤，取出筒中药物，用开水浸泡三四日，可服用或擦洗，以治风湿或惊风。

用干党香、小花叶、黑泡通、顺心花、阳凤叫、白老君根这几种草药煎汤口服，可治风湿、痨疾等症。

将壁虎、台岩参、母夏煎服，能治肚子痛。

将山花草、成茎草、野管鹿、苦灵荞、大小口响保草煎服，能治肾炎和头痛发热。

用紫金花、小黑牛、过江龙、通子树、五醉子、江家达及斧山草煎服，可治跌打摔伤。

将癫蛤蟆叶、无名草捣成粉末咀嚼，然后吐去，能治口腔肿痛。

用青树根、草藤捣碎敷用，可治骨折。

把灯笼草、细叶黄叶捣细，敷用，能治枪伤、刀伤。

把铁树、老格果、金刚钻春细，敷用，有消炎作用，可治皮肤脓肿。

除了以上配方外，在《德昂族药集》中还详细记载了很多德昂族民间配方，之后在德昂族常用药物中进行列举。

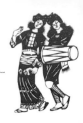

第四章　德昂族的养生保健

德昂族在其居住的特定环境中不但总结出了一些治疗疾病的方法，还在日常生活中形成了一些有利于健康的生活习惯和保健方法。

第一节　饮食保健方面

德昂族居住的地区，多系亚热带气候，由于气候炎热，他们在日常生活中总结出一些饮食能起到解暑清热、预防疾病功效，略举如下。

一、喜食酸扒菜

酸扒菜制法：把青菜洗干净，放于锅中煮，加入酸笋和肉、油或豆豉即成。其味略酸带点回甜。食酸扒菜有预防感冒的功效。

二、喜食腌帕冬菜

帕冬菜亦称"鸡爪菜"，因其叶似鸡爪而得名。该菜采自一种帕冬树的嫩尖嫩叶。腌帕冬菜多在春季当帕冬树刚抽嫩芽时摘取，稍加晒晾脱水后，用清水洗净，再将水气晾干，腌于土罐中密封，将罐放在火塘边烘烤三日即可食用。腌制帕冬菜，事前还要做些准备工作，

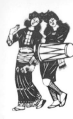

如先在土罐内放半罐米汤和少许米饭，再搁食盐、辣椒粉作作料，冷却后，再将帕冬菜叶放入罐内。该菜可生吃，亦可与鸡肉、猪肉同时炒吃，其味鲜美，还可入药。食之，可医治胃病。

三、喜嚼酸茶

德昂人制作的酸茶，史书称为"谷（沽）茶"。德昂人把采摘来的新鲜茶叶放入大竹筒内压紧密封，使之糖化后食用。食用酸茶不必煎煮，从筒内取出即可放入口中咀嚼，茶味微酸苦，略带甜味。这种茶能解暑清热，在气候炎热的地区，人们都喜好嚼酸茶。

第二节　运动保健方面

德昂族是一个特别喜爱舞蹈的民族，在节庆活动时都要进行一些舞蹈表演，他们具有本民族一些比较特别的舞蹈动作，主要是集体舞，也有双人舞。其舞蹈形式有：抬鼓舞、长鼓舞、坐鼓舞、圆鼓舞、水鼓舞、花篮舞、竹竿舞（亦称骑马舞）、象脚鼓舞、浇花舞等。德昂族用舞蹈表演来庆祝节庆活动的同时也达到了强身健体的目的。

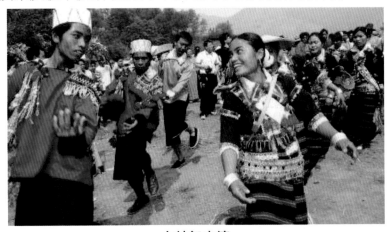

水鼓舞表演

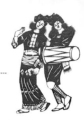

一、抬鼓舞

抬鼓舞主要流行于居住在陇川县的德昂族中，多在庆典、节日时进行。舞时，由两男子取长竹竿抬着披有刺着花纹鼓衣、插有鲜花的大鼓，一击鼓者手持两根鼓槌，在大鼓右侧边击鼓边舞蹈。大鼓后面有大镲及七面大小不等的铓伴奏。在气势浑宏的伴奏下，由男女青年组成的舞队，分女内圈男外圈踏着鼓点尽情舞蹈。入场时为"一"字形，然后转圈，以"戛光"舞的形式围成圆圈，反复不断地舞动七个动作，直至结束。

二、长鼓舞

德昂族的长鼓舞分两种舞型。一种是流行于梁河、盈江两县的德昂族居住区的长鼓舞，为击鼓者与击镲者的对跳或两个击鼓者的对跳。舞蹈分为"四方步""孔雀开屏""双凤朝阳""鸡啄谷子"等类型。舞蹈时，穿插有拳术、棍术等表演，特色十分鲜明。另一种是流行于潞西市三台山德昂族乡的长鼓舞。先是鼓手边击鼓边舞蹈。铓手和镲手在鼓手的左右两侧或一侧边击铓镲边舞蹈。而后，由男女老幼组成的舞队围成大圆圈，跳起德昂族传统的"欢乐舞"，统称为"长鼓舞"。舞蹈由"取水""浇花""丰收""祝福"等舞步组合而成。舞蹈时还穿插有武术、拳术、刀术、棍术等表演，气氛热烈隆重。

三、圆鼓舞

圆鼓舞主要流行于潞西市三台山德昂族乡。舞蹈为鼓手、铓手、镲手的三人舞或一鼓手、一镲手、两铓手的四人舞。舞时，鼓手将椭圆形的鼓挂在脖颈上，双手持鼓槌边击边舞，铓手与镲手合着鼓点，边敲边舞。舞蹈中，有下蹲、侧身、起身、转身等各种姿势，动作十分优美。

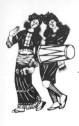

四、水鼓舞

水鼓舞主要流行于保山市、临沧地区等德昂族居住区。舞前，鼓手先将水或酒灌进鼓身中间的小孔内，达到特定音量时，即将水鼓挎在脖子上，鼓在身前，人身向后倾斜，边敲边跑，再配以铓、镲等，气氛十分热烈。

五、坐鼓舞

坐鼓舞主要流行于德宏州和临沧地区的德昂族居住区。所谓坐鼓，即不用抬、不用背、不用挎，而置于专制的支架上。舞前，先将坐鼓置于场中央，用焦泥糊于两头的鼓面上。焦泥的用量，以达到特定的音量为止。然后，配以直径约40厘米的大镲和直径约60厘米的一至两面大铓作伴奏。舞蹈时，由一至两名鼓手大声吆喝着入场，然后挥臂击鼓。或甩臂，或仰身，或跳跃，或转身，边击边唱。铓、镲合着鼓点齐鸣，箫、马腿琴、口弦等齐奏，形成欢快、节奏感极强的舞曲。这时，成百上千的男女分成里外两个圆圈，男子在外圈，女子在里圈，踏着鼓点的节奏，边转圈边起舞。男子跳时，有意提起肥大的裤脚，露出文在腿上的花纹；女子则随在领舞者之后，跳着纯朴、优美的欢乐舞。

六、花篮舞

花篮舞主要流行于梁河、盈江两县的德昂族居住区。舞蹈以象脚鼓、铓、镲为主要伴奏乐器。舞蹈时，男子手持竹筒于外圈，女子手托盛有鲜花和小竹水筒的小竹制背篮于内圈，或跳跃，或摆篮，或相互击手掌，不停地绕圆圈舞蹈。舞蹈主要反映一年中四个季节12个月的农耕和家织的全过程和程序，极具风格独特的生活气息。

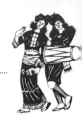

七、竹竿舞（又称骑马舞）

竹竿舞主要流行于梁河、盈江、潞西等县市的德昂族居住区，为最古老的祭祀舞蹈，是村寨中德高望重而又长寿的人逝世时才跳的舞蹈。跳前先在灵堂前将四根细长的竹竿并排放在地上，再由四人分两排相对蹲下，双手握住竹竿两端。跳舞者由男子或未婚女子担任，腰系或脖挎马铃，以一声高吼为号，持竿者即各用双手一开一合地碰击竹竿，跳舞者在竹竿分开合拢的瞬间，上下跳动，并做出转体动作，双脚时起时落，也可交叉起落。有时单人跳，有时双人跳，跳舞者与持竿者协调配合，根据竹竿碰击的节奏变化，调整跳动的速度和高度。在守灵的三天内，每天早、中、晚各跳一次。送葬那天则整日不停地跳，跳舞过程中无须乐器伴奏，只听铃声和竹竿碰击声。

八、象脚鼓舞

象脚鼓舞是德昂族古老的传统舞蹈，每逢喜庆节日，德昂族群众都要欢聚在一起跳象脚鼓舞，跳舞者不分男女老少。象脚鼓舞动作幅度大，双腿弹跳、屈、伸变换，刚中夹柔，既显粗犷豪迈的男子刚劲气质，又不乏女子的柔韧情怀。象脚鼓舞的动作韵律依鼓点的变化而变化。鼓点纷繁多变，鼓手边敲边跳，不时做出摆鼓、抱鼓、摇晃转向等动作，具有灵活的动感美，又有热闹纷繁的氛围美。

德昂族象脚鼓舞分为两套。一套是群众性集体的舞，德昂语称"夏硬"；一套是具有表演性质的双人舞。集体舞由鼓手、镲手、铓手边敲边舞带头出场，众人依次跟进围成大圈逆时针跳转、转圈。双人舞一般由鼓手与镲手对舞，也有两人都背象脚鼓对舞，铓镲在旁边伴奏。双人舞主要以男子二人表演，铓在旁伴奏。此套动作从步法上分为三种："四方舞""鸡跳舞""脚步舞"。表演时可相互交叉跳，如"四方舞"再跳，其他两组时就不用重跳开始步；如只跳后两组，也只需要跳一次开始步。

两套的鼓点节奏一样都是2/4拍，鼓、铓落在重拍上，每小节打鼓一次。它的特点是，重拍落在上步转身提脚和双膝弯曲上，动作变化少，舞姿纯朴，膝盖屈伸轻柔，刚中带柔，动中带跳。

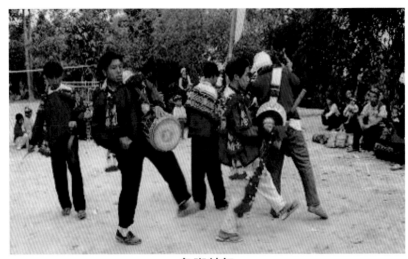

象脚鼓舞

第一种"四方舞"转跳东、西、南、北四个方向，按十字形跳。开始时先随意定一个方向，然后逆时针方向逐一转跳其他三个方向。"四方舞"的主要特点是：在舞动中步法有规律地变化重复，依照套路跳完一个方向后，转换一次方位，突出韵律的协调性，显现出对称性风格特点。此外，鼓、铓在三次交叉对绕时，产生高低起伏的强烈对比，具有层次美和造型美。

另外，"脚步舞"和"鸡跳舞"的动作，与"四方舞"的主要动作韵律相同，开始步和交换位置步法一致。区别：用右、左、右三次踏步蹲和跪蹲步来代替"四方舞"的两人左脚互相交叉绕鼓的三次循环动作。主要风格特点是：步法变化多样，动作反复再现，舞步优柔、动感强、运动幅度大。

九、浇花舞

浇花节是德昂族最大最隆重的传统节日，在清明节后第七天举

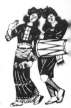

行，连续三天。关于浇花节的来历，在梁河县德昂族民间广泛流传着这样的传说：相传很久以前，有一位善良的母亲，领着一个独子生活。儿子刚满两岁就失去了父亲。因此，这位母亲把儿子当掌上明珠，含在嘴里怕化了，放在地上怕飞了，就给儿子取名阿佛。日复一日，阿佛长成标准的青年，而母亲则累弯了腰，还瞎了一只眼睛。阿佛看到母亲又笨又丑，常常骂母亲"昏昏癫癫，老不死的"。有时上山砍柴回家，见饭做不好，拿起棍子就打母亲。有一年，清明节后的第七天，阿佛上山砍柴，看见一只羽毛刚丰满的小乌鸦，来来回回地找虫子喂一只又老又瘦的乌鸦，这种情形触动了阿佛的心。阿佛心想自己身为人，还不如一只乌鸦，不但不报母亲的养育之恩，还虐待母亲。于是，他暗下决心，以后一定要好好地服侍母亲。就在这时候，又病又饿的母亲又给儿子送饭来了，一阵头晕跌倒在半路上。一阵凉风吹来吹醒了母亲，想到儿子一定饿极了，连忙挣扎着往山上爬。爬着爬着，听着儿子从山上跑来，母亲担心又要挨打，心一横往路旁的一棵大树撞去。阿佛本是想要去向母亲认错，却害死了母亲，他哭得死去活来。后来阿佛把母亲葬在那棵树下。为了纪念母亲，阿佛将树砍倒，雕刻成母亲的模样，天天给木雕的母亲献饭，以忏悔过去虐待母亲的罪过。之后，每年清明节的第七天，阿佛都要从山沟里背来清水用鲜花为母亲洗尘。从那以后，人们为了记住阿佛的教训，教育后代，确定了清明节后的第七天为浇花节，世代传承下来。

浇花舞是德昂族在浇花节所跳的一种集体舞蹈。舞蹈动作刚柔相济，古朴简单又处处表现了德昂族文化特性和生产生活形式。将艺术与生活有机地融合在一起，给人一种与生活亲近的美感。

原始的浇花动作非常简单，主要是把臂轮换着向上翻转，脚交替点地前进。1987年，由梁河县文化馆馆长赵家荣（德昂族）根据本民族的象脚鼓舞的舞步和节拍创编了四套新的浇花舞动作，在德昂族聚居区普及。这四套新创编的浇花舞动作，是在汲取德昂族的各类民间舞蹈主要特点的基础上进行综合创编，整体表现了德昂族的舞蹈特

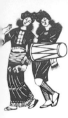

色，因此深受德昂族人民的喜爱。

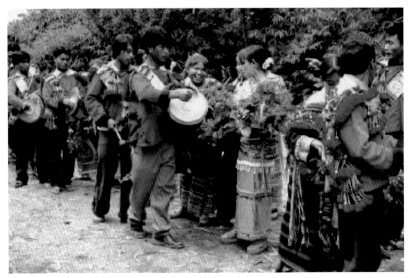

浇花舞

第三节　行为保健方面

德昂人在生活中总结出了一些对身体健康有利的行为，并且将之推广，使本民族人民在日常生活中形成了一种特有的生活习惯，如嚼槟榔能起到解暑清热、清洁口腔的功效等。

一、染齿

染齿也即漆齿。镇康文史记载：德昂族有染齿的古老习俗。古时傣族、布朗族、德昂族男女成丁之时，三五成群相约结伴染齿，不经染齿者不能公开参加社交活动。傣族、布朗族、德昂族男女从十四五岁开始，就有用木烟染齿的习惯，他们认为把牙齿染得愈黑愈美，因此结婚时新娘是特别要将牙齿染黑的。他们认为，不染的牙齿就像马

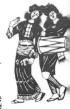

的牙齿一样白，一说话、一笑，很是难看。因此要染齿，齿染得越黑，说明越成熟，越美。

　　自唐代以来，德昂族就常与傣族、布朗族一道被一些典籍统称为金齿、银齿和漆齿。《云南志》卷四说："黑齿蛮、金齿蛮、银齿蛮、绣脚蛮、绣面蛮，并在永昌、开南……黑齿蛮以漆漆其齿，金齿蛮以金镂片裹其齿。有事由见人则以此为饰，寝食则去之。……绣脚蛮则于踝上腓下周匝刻其肤为文彩。衣以绯布，以青色为饰。绣面蛮初生后数月，以针刺面上，以青黛敷之，如绣状。"《云南志》卷六说："开南城在龙尾城南十一日程，……茫乃道并黑齿等类十部落皆属焉。"开南城在今景东地区，为南诏开南节度治所。茫乃道与黑齿十部落并提，表明南诏在开南节度下面的茫乃设一级政权，所治理的应包括黑齿十部落在内。这就表明茫乃是黑齿十部落的一个重镇，而傣族、德昂族的另一个称呼就是黑齿。

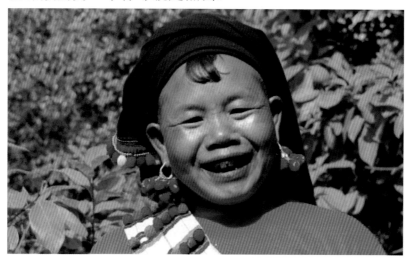

德昂族染齿

　　染齿的颜料，多用梨木、小红树、桃子树、胡椒树，但各地均有不同。大寨、火石山、中寨、下寨、哈里一带的德昂人习惯用小红树和桃子树；南伞镇白岩、硝厂沟一带德昂人则习惯用麻栗树和胡椒树。染齿的方法是：晚饭后首先吃上一些酸性果类，把半阴干的树放

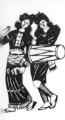

在火中爆烧后即把火苗扑灭，用旧犁头或锄头置于树的上部，使树所熏出的浓烟又熏在犁头上，当犁头铁片上熏积成黑漆状胭脂时，就得赶紧趁热用手指蘸犁头上的黑烟子染在牙齿上。第一次染了之后，过三四天又要染一次，一般要染十余次才能固定牙齿的颜色，每染一次，整个口唇部都酸辣难耐，且肿疼不已。

染齿的另一种方法是嚼槟榔。嚼槟榔是生活在湿热地区的少数民族的一种嗜好，虽其目的不是为了染齿，但长期嚼食槟榔能让牙齿在不知不觉中变成黑色，也可把它作为一种染齿的手段。"黑齿""漆齿"与嚼槟榔有关。在我国的少数民族中，傣族、布朗族、德昂族、佤族、阿昌族、黎族等都有嚼槟榔的习俗，但并非所有"嚼槟榔"者嚼的都是树上所结的槟榔果。事实上，不少少数民族嚼的都是槟榔的替代品，不过仍称之为"嚼槟榔"。德昂族所嚼食的"槟榔"就是人工制成的代用品。制作方法是：将采摘来的红栗树叶放入锅里熬出汁，使之成半液体（糊）状，舀出放在笋壳上，待凝固后加工成圆饼形晒干切片，把大灰叶子树皮舂细备用，嚼槟榔时，配上小苦姜、石灰、芦子、草烟、草果。配上草果和芦子，主要是为了嚼时有香味，有的也不一定配齐。配上草烟、小苦姜、石灰是为了增加刺激性和具有嚼真槟榔一样的效果，长期嚼用同样唇红齿黑。

嚼槟榔就像抽烟喝茶一样，嚼食多了也会成瘾，成为一种特殊嗜好。现代医学研究表明，槟榔含生物碱、槟榔次碱和鞣酸碱，有兴奋中枢神经、促进新陈代谢和溶解脂肪、帮助消化的作用。德昂族多生活在云南边疆的"瘴病之地"，湿热多雨，为了预防疾病发生，多嚼食槟榔。

无论是用木烟涂染而成，还是用嚼槟榔的方法濡染而成，黑齿在德昂人的眼中除了具有"美"的装饰作用外，还是成人的一种标志，又是防治齿病的一种方法。据说，染黑了的牙齿不会害"虫牙"，"少齿疾发生"。目前，德昂山寨几位"嚼槟榔"老人，已70多岁了，还保留着一口整齐的黑牙。

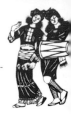

二、嚼烟

德昂语称"阿鲁"。成年男女皆会嚼。嚼烟是用草烟丝、砂基（一种用麻栗树皮熬制的浸膏）、槟榔、芦子和熟石灰等共同放于细竹丝精编的烟盒内，讲究的人则用银烟盒。嚼时，先取一点烟丝放于口中，各加一点砂基、槟榔、芦子、石灰咀嚼，边嚼边吐出唾液，十几分钟后吐出残渣。由于经常嚼烟，人不长龋齿，口腔也清洁，他们的牙齿也相应变成黑色而且有光泽。我国古代史书常用"黑齿""漆齿"记载他们的先民。由于成年男子都嚼烟，烟盒经常放在随身携带的挎包内，路遇亲友，都互相传递，请对方嚼烟，成为一种礼节，客人到家中，也请他嚼烟。

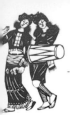

第五章　德昂族常用药物

第一节　《德昂族药集》记载的药物

德昂族人民多居住在密林环绕，翠竹成荫的山梁上、山脚下。由于地域偏僻，交通闭塞，再加种种历史原因，德昂山区文化比较落后，卫生条件较差。但勤劳勇敢的德昂人民，在与各种疾病做斗争的实践中发挥自己的聪明才智，充分利用山区丰富的药用动植物资源，积累了丰富的民间医药学经验。许多行之有效，很有医疗价值的单方、验方，虽未能用文字记载下来，但世世代代口头相传，仍保留至今。这些民间医药学经验，保障了德昂族人民和身体健康和世代繁衍，至今仍对德昂族人民的兴旺昌盛起着重要的保障作用，是德昂族人民的医药瑰宝，也是祖国医药宝库中的珍贵财富。为了不让这些宝贵的财富失传，1983年德宏州药检所组织人员整理了一部分常用的药物品种并编成了《德昂族药集》。全书共收集植物药102种，动物药3种，并附单方、验方40个。

1. 理肺散 Oldenlandia Scandens (Roxb.) O. Kuntze

【德昂族药名】理肺散。意译：理肺散。

【传统用药】以全草入药。消炎止咳。治肺炎、肺结核及支气管炎引起的咳嗽。可治被粪水淹着而生疮发痒淌黄水。

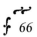

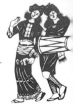

【用法用量】消炎止咳：用其根30～50克，水煎服。每天一副，每天3次，1次20毫升。生疮发痒：用藤和叶剁碎，加适量猪油，微火加热敷患处。

2. 短冠草Sopubia trifida Buch.-Ham.

【德昂族药名】银蒿。意译：小伸筋草。

【传统用药】全草入药。主治黄疸性肝炎。

【用法用量】取小伸筋草70克，煎水服。每天3次，1次60毫升。

3. 滇杠柳Periploca forrestii Schlecht

【德昂族药名】穿鱼草。意译：风湿跌打药。

【传统用药】风湿跌打，外用骨折。

【用法用量】以根或全株入药。

验方：穿鱼草30克，老鼠核牢30克，麻美根30克，鸡矢藤30克。将药泡米酒或水煎服。外用适量。

泡米酒：每副干品泡250～500毫升米酒。每天早晚各服1次，每次20毫升。

水煎服：每天1副，1天3次，1次30～50毫升。

外用：剁细加酒拌匀焙火敷患处。

禁忌：酸冷和花椒。肝炎、溃疡病患者忌服。

4. 溪畔落新妇Astilbe rivularis Buch-Ham

【德昂族药名】山高良。意译：胃寒疼药。

【传统用药】以根状茎入药。用于治寒疼（胃炎）。

【用法用量】验方：①山高良根状茎15克，黄芩根3克。②山高良根状茎30克，白螃蟹根30克。将①或②方的药水煎服。1天3次，每次30～50毫升。

5. 尖子木Oxypra Paniculata DC

【德昂族药名】莫呆海弄。意译：水牛眼睛花。

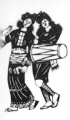
【传统用药】以全株入药。治黄疸型肝炎。

【用法用量】验方：树头菜根100克，染饭花根150克，尖子木根150克，臭灵丹150克。将以上四味药水煎服，每天1副，1天3次，1次30～50毫升。

6.革叶茴芹Pimpinella Coriacea [Franch]Baiss

【德昂族药名】怕举垒。意译：山芫荽。

【传统用药】以全草入药。清热解毒，利尿。用于眩晕、耳鸣以及小儿米汤尿。

【用法用量】用于眩晕、耳鸣。验方：革叶茴芹30克，茴香根30克，土党参30克，大马蹄根30克，胡椒24克。每天1副，水煎服，1天3次，1次30～50毫升。用于小儿米汤尿：有革叶茴芹根30克，水煎服，1天3次，1次30～50毫升。

7.美丽胡枝子Lespedeza formos (Vogel)Koehne

【德昂族药名】地花生。意译：肾炎药。

【传统用药】以根和全株入药。用于治肾炎。

【用法用量】验方：粘粘草根50克，四大天干根50克，龙油草根50克，美丽胡枝子50克。将以上四味药，水煎服，每天1副，1天2次，1次30～50毫升。

8.展毛野牡丹Melastoma nomale D.Don

【德昂族药名】莫呆海燕。意译：小水牛眼睛花药。

【传统用药】以根、叶、花入药。止血消炎、止痛。用于外伤出血和妇女产后出血。

【用法用量】外伤出血：用其嫩尖冲洗后敷在伤口处，一般常用于手、脚破伤，止血作用明显。妇女产后出血：取其根、叶150克，水煎服，每天1副，1天3次，1次50毫升。

9.粗糠柴Mallotus Philippinensis (Lam) Muell-Arg

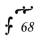

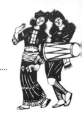

【德昂族药名】埋朋娘。意译：打虫药。

【传统用药】以果实表面的粉状毛茸和根入药。尿血，驱虫。

【用法用量】尿血：玉米胡须12克，臭灵丹12克，埋朋亮11克。将以上三味药水煎服，每日1副，1日3次，1次30～50毫升。驱虫：取果上腺体粉末10克，巴豆根粉0.1克，将2味药用开水调服。

10.朱槿Hibiscusrosa sinensis L.

【德昂族药名】莫屁翁。意译：山鸡花。

【传统用药】以根、叶、花入药。治红白痢疾、肝炎，调经。

【用法用量】红白痢疾、肝炎：根煎服，叶煎水洗，适量。生育药：扣子果10克，五味子15克，朱槿花2克，将以上三味药煎服，每副3天，1天3次，每次30毫升。

11.马利筋Asclepias Curassavica L.

【德昂族药名】牙贺巴南。意译：黑鱼头药。

【传统用药】以全草入药。治小儿疳积和小儿肝炎。

【用法用量】将本品与马鬃鱼用火烤干冲成粉，每天早晚用开水吞服各1次，每次10 mg。或取本品（干品）6～9克，水煎服。

12.直角荚迷Viburnun foetidum Wall Var rectangulatum (Graebn)hehd

【德昂族药名】碎米果。意译：打虫药。

【传统用药】以叶尖及根入药。小儿驱蛔虫，治疟疾。

【用法用量】驱虫：碎米果叶尖（鲜品）5～7个，切细炖鸡蛋吃，早晚各服1次。疟疾：碎米果根80克水煎服，1天1剂，1天2次，1次50ml。

13.野棉花Anemone Vitifolia Buch-Ham以根入药。

【德昂族药名】山棉花。意译：山棉花。

【传统用药】治胃痛，用于祛风除寒。接骨接筋，用于跌打损

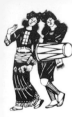

伤。

【用法用量】验方：治胃痛：野棉花2克，黑豆7粒，胡椒7粒，糯米7粒。将四味药煎水服，1日3次。跌打接骨：三股筋5克，山棉花20克，叶下花20克。将三味药用酒泡后焐火，趁热涂擦患处或敷患处。

14. 油桐Aleurites fordii Hemsl,

【德昂族药名】桐果。意译：桐果。

【传统用药】以根、叶、花、果壳及种子油入药。用于神经错乱。

【用法用量】验方：桐果种子8粒，烧焦的头发灰10克，抱不出小鸡的寡鸡蛋8个。以上两味药用水煎服，1日4次，1次20毫升和两个寡鸡蛋（寡鸡蛋单独煮熟）同服。

15. 喙荚云实Caesalpinia minax Hance

【德昂族药名】麻缩裂。意译：老鸭枕头。

【传统用药】以根、茎、叶和种子入药。用于扁桃体炎、乳腺炎和毒蛇咬伤。

【用法用量】扁桃体炎和乳腺炎：将喙荚云实的种了用火炒黄，剥皮取出种仁冲洗，用开水吞服和外擦患处。毒蛇（主要是竹叶青毒蛇）咬伤：将其种子切成两半敷在伤口处[拔毒]。注意：使用此药要及时，10分钟左右即可见效。

16. 罗望子Tamarindus indica L,

【德昂族药名】麻奖。意译：酸角。

【传统用药】以果实入药。治牙痛、口舌生疮，腹痛、腹泻，蛇、虫、狗咬伤，脖子疼。

【用法用量】本品鲜果水煎服适量。外用：配飞龙骨根研碎粉敷患处。

17. 岩黄连Thalictrum alpinum L, Var.elatumvlbr

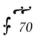

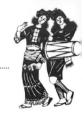

f. pubemlum W. T. wang et S. H. Wang

【德昂族药名】马尾黄连。意译：马尾黄连。

【传统用药】以根入药。清热，解毒，止痛。

【用法用量】用于脾胃实热：取本品10克，水煎服或兑蜂蜜服。用于风火牙痛、无名肿痛、风热眼痛和风热感冒发热：取本品50克水煎服。治口腔糜烂：取本品10克，水煎含服。

18. 白桂Neocinnamomum yunnanense H.Liow

【德昂族药名】三股筋。意译：滇新樟。

【传统用药】以树皮、叶入药。作为刀口药或用于接骨接筋。

【用法用量】刀口药：将其晒干的树皮冲洗，用水或鸡蛋调匀，擦伤口。接骨接筋：三骨筋、山棉花、叶下花。将其三味药等量冲细，拌酒用火焙热包患处。

19. 血满草Sambucus adnata Wall

【德昂族药名】牙勒介。意译：鸡血草。

【传统用药】以全株入药，其根也入药。用于风湿跌打、腰背酸痛、妇女产后腰酸腹痛。

【用法用量】取血满草100克，煮水熏洗。

20. 黄常山Dichroa febrifuga Lour

【德昂族药名】常山。意译：摆子药。

【传统用药】以全草入药。用于打摆子（疟疾）。

【用法用量】取全草鲜品50克，水煎服，每天3次，1次30～50毫升。

21. 眼睛草Procris Wightiana Wall.ex Wedd

【德昂族药名】莫展云。意译：眼睛草。

【传统用药】以茎、叶入药。用于跌打、骨折和毛虫叮咬而红肿。

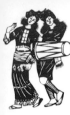

【用法用量】跌打骨折：隔夜找娘20克，岩芋15克，明杀浪20克，莫杆干25克，眼睛草30克。将上药研细加适量酒拌匀用叶子包好焐火热后敷患处。1日1次。毛虫叮咬：取眼睛草适量捣烂敷患处。

22.红葱Eleutherine Plicata Herb

【德昂族药名】万娘。意译：小红蒜。

【传统用药】以全草、鳞茎入药。止血。

【用法用量】月经过多、红崩、衄血、胃肠出血、痢疾：红葱25～50克，水煎服。外伤出血：红葱根研成粉末与血余炭调匀敷患处。

23.野藿香Microtoena insuavis（Hance）Prain ex Dunn

【德昂族药名】板尖。意译：野藿香。

【传统用药】以全草入药。解暑化湿，行气和胃。小儿风寒感冒，腹泻。

【用法用量】鲜叶20～50个，红糖30克，水煎服。1日1剂，1日3次，1次20毫升。

24.鱼眼草Dichrocephala benchamii C.B.Clarke

【德昂族药名】帕滚母。意译：鱼眼草。

【传统用药】以全草入药。催乳，清热解毒。用于妇女产后、心火炽盛、口舌生疮。

【用法用量】采鲜品适量水煎后，加鸡蛋2个煮熟服用，1日2～3次。

25.臭黄皮Clausena excavata Burm. f.

【德昂族药名】撇反。意译：臭黄皮。

【传统用药】以根、叶入药，清热解毒，消炎杀虫。用于尿路感染、风湿水肿，以及无明显的病因引起脚瘫软，四肢无力。

【用法用量】本品根15～25克水煎服，每天3次，1次15毫升。风

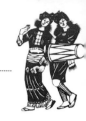

湿水肿：本品叶适量水煎液熏洗患处。

26.小黑牛Aconitum bullatifolium Levl.var. dielsianum [Airy-Shcne]Fletcher et Lauener

【德昂族药名】小黑牛。意译：跌打损伤药。

【传统用药】以块根入药。用于跌打损伤。

【用法用量】验方：小黑牛10克，豌豆七15克，七叶一枝花15克，大象皮适量。将前三味药冲细包患处，待伤口快要好时，用大象皮磨水擦。

27.水芹Oenanthe javanica（Blume）DC.

【德昂族药名】贡港。意译：山芹。

【传统用药】以全草入药。退热解毒，利尿止血，降血压。

【用法用量】高血压引起的头昏，心慌意乱。用法：水芹根25克，石菖蒲15克，糯米50克，水煎服，1日3次，1次20毫升。水芹根适量炖瘦猪肉内服。

28.白花酸果藤Embelia ribes Burn. f.

【德昂族药名】芒桂燕。意译：打枪果。

【传统用药】以根、茎、叶入药。清热除湿，消炎，退热，用于风热感冒。

【用法用量】取根70克煎水服。或将鲜叶和嫩枝尖适量捣烂，用叶包焙火热敷脚掌心。每天1次。

29.耳草Hedyotis auricularia L.[Oldenlandia auricularia（L.）F-Muell]

【德昂族药名】牙比林。意译：耳草。

【传统用药】以全草入药。散瘀消肿，止痛，舒筋活络。

【用法用量】疲劳过度，腰酸背痛：取本品50克，研末用酒吞服，每日2～3次。

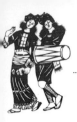

30. 四棱豆Psophocarpurs tetragonolopas D.C.

【德昂族药名】拖崩。意译：四面豆。

【传统用药】以根入药。治咽喉痛、牙痛、口腔溃疡、失声、男子缩阳、女子缩阴。

【用法用量】咽喉痛、牙痛、口腔溃疡、失声：取鲜根50克煎水服，每天4次，1次30毫升。男子缩阳、女子缩阴：取鲜根适量煎水后，以米酒为引子服用，每天4次，1次15毫升。

31. 三叶豆Campylotropis harmsii A.K.Schindl

【德昂族药名】拖协。意译：三叶豆。

【传统用药】以根入药。睾丸炎。

【用法用量】三叶豆根25克，胡椒根25克。水煎服，1天1剂，1天3次，1次20毫升。

32. 胡颓子Elaeagnus Pungens Thunb

【德昂族药名】芒奕介。意译：羊奶果。以根、叶及果实入药。

【传统用药】消食止痢，脱皮，皮肤瘙痒。

【用法用量】消食止痢：用鲜果10～20个鲜食，或煎成果酱饮服。皮肤瘙痒，脱皮：取根100克用水煎服，1天3次，1次30毫升。取叶适量水煎服，或用其水重洗患处。

33. 灰毛浆果楝Cipadessa Cinerascens（pell.）Hand-Mazz

【德昂族药名】牙芒垠。意译：假茶辣。

【传统用药】以根叶入药。消炎、止痒。

【用法用量】取鲜叶适量，用水煎液擦洗患处。

34. 五爪金龙Tetrastigma hypoglaucum Planch

【德昂族药名】小五爪龙。意译：五爪金龙。

【传统用药】以根、叶及茎入药。治风湿关节痛。

【用法用量】取五爪金龙适量煎水，用其水蒸气熏洗患处，1天3

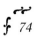

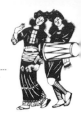

次。1次15～20分钟。

35.紫花茄Solanum indicum L.

【德昂族药名】芒香。意译：苦茄茄。

【传统用药】以根及全草入药。清热解毒，消肿散瘀，行气止痛。

【用法用量】偏头痛、脖子痛、痈疮肿痛：取根25～50克，水煎服或煮成汤菜服。用鲜果适量与酸笋同炒做菜与饭同服。外用：取鲜叶和果适量捣烂敷患处。

36.莪术Curcuma Zedoaria（Berg）Roscoe

【德昂族药名】万货弄。意译：莪术。以根状茎入药。

【传统用药】高血压、小儿高热惊风。

【用法用量】高血压：万货弄100克，苦茄茄根150克，苦茄茄果50克。先将万货弄、苦茄茄果研成粉末，拌匀，再用苦茄茄根的水煎液调制其粉末，使制成豌豆大小颗粒，晾干后吞服。1天3次，1次2～4粒。小儿高热惊风：万货弄10克，糯米10克，西西果叶10克，芒凹花10克，胡椒25克，石灰水上层清夜20毫升，将以上五味药先研末后兑石灰水拌匀做成豌豆大小丸粒，用开水吞服，1天2次，1次1粒。

37.七叶一枝花Paris Polypbylla Sm.

【德昂族药名】牙戛壮。意译：七叶一枝花。

【传统用药】以根状茎入药。治跌打损伤，或刀伤出血。

【用法用量】验方：七叶一枝花100克，豌豆七100克，小黑牛10克，大象皮50克，杜仲50克。治跌打损伤：①将以上五味药冲细混匀加酒焙火热包患处。②将以上五味药泡酒1000克，服用适量。治止血生肌、收口、刀伤出血：研末撒伤口。

38.白茄子Solanum melongena L.

【德昂族药名】害麻黑拍。意译：白茄子根。

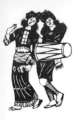

【传统用药】以根入药。用于喉痛及喉瘤患者。

【用法用量】芦荟40克，茄子根100克，红球姜20克，红花丹0.5克，将以上四味药水煎服。每天1剂，1天3次，1次50毫升。

39. 大麦冬Liriope spicata Lour

【德昂族药名】麦冬。意译：麦冬。

【传统用药】以块根入药。用于妇女催乳或干血痨。

【用法用量】催乳：用大麦冬块根洗净，取适量煮猪肉汤吃，每天3次，每次50毫升。妇女干血痨：大麦冬100克，红糖100克，大枣10枚。煎水服，每天3次，每次30毫升。

40. 药用狗牙花Ervatamia Officinalis Tsiang

【德昂族药名】白花介。意译：药用狗牙花。

【传统用药】以根入药。主治跌打。

【用法用量】药用狗牙花根5克，泡酒500克，7天后服用。

41. 野花椒Zauthoxylum simulans Hance

【德昂族药名】麻感。意译：野花椒。

【传统用药】以根、果实及叶入药。用作绝育药或治疗月经过多。

【用法用量】验方：花椒树上的寄生虫包3～4个，花椒枝叶100克，水煎服，日服2次。（产后7天或月经后2天服用方可见效）

42. 短瓣花Brachystemma calycinum D. Don.

【德昂族药名】土牛膝。意译：土牛膝。

【传统用药】以带根全草入药。用于跌打损伤。

【用法用量】取本品100克水煎服或冲细拌酒焙火包敷患处。

43. 香叶树Lindenra Gommunis Hems1

【德昂族药名】香油果。意译：小粘叶。

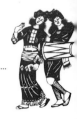

【传统用药】以叶、茎、皮入药。用于跌打损伤。

【用法用量】将鲜叶适量冲细焐火包患处，1天1次。

44.葫芦茶Desmodium triquetrum（L）DC[pteroloma triquetrum（L）Gesv]

【德昂族药名】地枇杷。意译：肠炎药。

【传统用药】以全株入药。用于肠炎。

【用法用量】水煎服。每天30克，1天3次，1次30～50毫升。

45.月季花Rosa，chinensis Jacq

【德昂族药名】莫粉团燕。意译：月季花。

【传统用药】以花、根、叶入药。活血去瘀，消肿止痛。

【用法用量】用于闭经、痛经、月经少、腰痛。取月季花鲜花10～20克，当归30克，红糖50克，水煎服，1日2次。用于疥疮肿毒：取月季花根（鲜品）适量捣烂敷患处。

46.假蒟Piper Sarmentotosum Roxb

【德昂族药名】鸡矢藤。意译：胃寒疼药。

【传统用药】以全株、根、叶、果实入药。能驱风、暖胃、止痛，用于胃寒疼。

【用法用量】验方：假蒟100克，芦子根100克。将以上2味药水煎服，每天1副，1天3次，1次30～50毫升。

47.舞草Desmodium gyrans（L.）Ds

【德昂族药名】牙朗夏。意译：跳舞草。

【传统用药】全株药用，有舒筋活络，祛瘀之效，用于跌打损伤。

【用法用量】泡酒吃。每1斤酒泡干品250克，睡前服用，每次15毫升。

48.毛果算盘子Glochidion ericarpum Champ

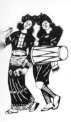

【德昂族药名】扣子果。意译：扣子果。

【传统用药】以根及叶入药。收敛止泻，祛湿止痒，解漆毒。用于治腹泻或解漆毒。

【用法用量】止泻：取其根70克，水煎服，1天3次，1次50毫升。解漆毒：用根、叶适量，煎水洗患处，1天3次。

49.狼尾花Lysimaehia barystachys Bunge

【德昂族药名】肺撇南。意译：狼尾花。

【传统用药】以带根全草入药。用于风湿跌打、腰痛、背痛。

【用法用量】风湿跌打：取本品10克，泡酒500克，7天后服用。腰痛、背痛：取本品鲜品100克煮水熏洗腰背。

50.使君子Quisqualis indica L

【德昂族药名】冒莫朗榴。意译：使君子。

【传统用药】以果入药。驱蛔虫。

【用法用量】取本品鲜叶20片切细拌入糯米面中，用香油煎成粑粑空服。或取本品鲜叶100克，水煎服，连服2天。

51.白花丹Plumbago Zeylanica L.

【德昂族药名】柄比拍。意译：白花矮陀陀。

【传统用药】以全株或根入药。治腰背疼痛、风湿痛。

【用法用量】将其根晒干，50克干品泡500克酒，早、晚服适量。

52.红花丹Plumbago indica Linn Merr

【德昂族药名】柄比亮。意译：红花矮陀陀。

【传统用药】以全株入药。用于胃出血。

【用法用量】验方：柄比亮5克，香芋5克。两味药水煎服，2天1副，1天3次，1次50毫升。

53.攀援指叶紫堇Dactylicapnos Scandens（Hook f.et Thoms）Hutch

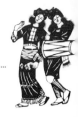

【德昂族药名】豌豆七。意译：跌打药。

【传统用药】以根入药。用作跌打损伤或刀口药。

【用法用量】验方：将豌豆七粉2克，剁肉50克，拌匀蒸熟每天1～2次口服。豌豆七根100克，泡米酒1斤，服用适量。将其根晒干冲成粉撒在伤口上。

54.旱莲草Eclipta Prostrata（L.）L.[E. alba（L）Hassk]

【德昂族药名】牙黄归。意译：旱莲草。

【传统用药】以全草入药。用于小儿脐风（黄脐风）。

【用法用量】鲜旱莲草10克，捣出汁，用已熬成膏的芦荟磨于其汁中后，以其汁擦患处。1日3次。

55.仙鹤草Agrimonia Pilosa Ledeb Var. japonica（Miq）Nakai

【德昂族药名】仙鹤草。意译：仙鹤草。

【传统用药】以全草（仙鹤草）或地下芽（鹤草芽）入药。治疗胃痛（寒痛）

【用法用量】仙鹤草鲜品100克（干品50克）水煎服，每天2次，1次15毫升。

56.金刚纂Euphorbia antiquonum L.

【德昂族药名】打不死。意译：霸王鞭。

【传统用药】以茎、叶、乳汁入药。治跌打损伤。

【用法用量】验方：碎旱菜12克，酸浆草12克，金刚纂12克，白葡萄12克，理肺散10克，小黄袍10克，黑防己12克。用法：将以上七味药冲细混匀，然后加酒适量用芭蕉叶包好放入火炭中焐热包患处，1天1副。

57.蓖麻Ricinus Communis L.

【德昂族药名】麻贡娘。意译：蓖麻。

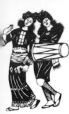

【传统用药】以种子、根及叶入药。用于风湿痛（痛状似针扎）。

【用法用量】验方：蓖麻根100克，柄比亮100克，细根100克。将以上三味药冲细，用酒吞服。

58.核桃Juglans regia L.

【德昂族药名】核桃。意译：打虫药。

【传统用药】以种仁、种隔、外果皮及叶入药。用于打虫。

【用法用量】验方：石榴树皮60克，核桃树皮60克，槟榔5～6个。将以上三味药煎水服，每天1副，1天2次（早晚各服1次），1次100毫升。

59.芦荟Aloe vera L. 或斑叶芦荟A vera L. var. chinesis（Haw）Berg

【德昂族药名】牙脑。意译：芦荟。

【传统用药】以叶或叶的干浸膏入药，花亦供药用。用于小儿发热。

【用法用量】验方：芦荟浸膏15克，胡椒7粒，川芎20克。将以上三味药冲细用开水服。

60.巴豆Crotontigliun L. 的种子

【德昂族药名】麻慌。意译：泻果。其根及叶亦供药用。

【传统用药】通便药，便秘者效果显著。

【用法用量】取种子捣碎服，每次0.1克。

61.野茄树Solanum Verbascifolium L.

【德昂族药名】否翁。意译：洗碗叶。

【传统用药】以根及叶入药用于治肾炎、感冒咳嗽、气管炎、扁桃腺炎。

【用法用量】取野茄树根150克，水煎服。每天3次，每次30～50

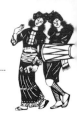

毫升。

62. 榼藤子Entada phaseoloides（L.）Merr.

【德昂族药名】嘿林娘。意译：祛风湿止痛药。

【传统用药】以藤和种仁入药。用于胃痛（德昂族叫心口疼或抽心寒、胸闷）。

【用法用量】石菖蒲根50克，荜拨25克，榼藤子种子半个，胡椒1～2个。把榼藤子种子去外壳冲细，用水煎服，每天1副，1天3次，1次30～50毫升。芒邪脑根100克，水菖蒲50克，胡椒27粒，芒邪亮100克，榼藤子半个。把榼藤子冲细，用水煎服，每天1副，1天3次，1次30～50毫升。

63. 油渣果Hodgsonia macrocarpa（Blume）Cogn.

【德昂族药名】老鼠黑牢。意译：风湿跌打药。

【传统用药】以根、种仁入药。用于风湿跌打、骨折疼痛。

【用法用量】验方：老鼠黑牢30克，穿鱼草30克，鸡矢藤30克，芒美根30克，将以上四味药水煎服或泡酒吃。水煎服每天1副，1天3次，1次30～50毫升。

64. 红泡刺藤Rubus niveus. Thunb.

【德昂族药名】麻务业。意译：紫泡。

【传统用药】以根和叶入药。用于小儿腹泻，痢疾。

【用法用量】验方：红泡刺藤叶尖3～7个，缅桃叶尖3～7个，红糖50克。将以上三味药煎水服，每天1副，1天3次，1次20～30毫升。

65. 算盘子Glochidion Puberum（L）Hutch

【德昂族药名】丹混。意译：算盘子。

【传统用药】以根和叶入药。用作生育药。配方：算盘子10克，五味子全草15克，山鸡花2克。

【用法用量】煎水服。每月3副，每副吃3天，1天3次，每次30毫

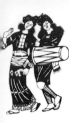

升。1个疗程3个月。

66.野艾Artemisia vulgaris L

【德昂族药名】牙命。意译：臭草药。

【传统用药】以全草入药。喉痛（且有包块）。

【用法用量】验方：芦荟150克，茄子根100克，明杀浪150克，柄比亮50克，野艾150克。将以上五味药水煎服。每天1副，1天3次，1次700毫升。

67.五味子Schisandra chinensis（Turcz）Baill

【德昂族药名】黑麻毛。意译：止腹痛药。

【传统用药】以果实入药。用于产后腹痛和生育药。

【用法用量】产后腹痛：五味子根50克，生稗根50克，水煎服，每天1副，1天3次，1次30～50毫升（兑红糖水服）（验方）。

生育药：扣子果、五味子、山鸡花（验方）。以上三味药水煎服。

68.犁头尖Typhonium divaricatum（L）Decne

【德昂族药名】万端喊。意译：大半夏。

【传统用药】以块茎或全草入药。用于治半边风。

【用法用量】取本品50克水煎服（水煎1小时，口尝不麻时，再服用）。

注：服药后要忌酸冷。

69.臭牡丹Clerodenron bungei Steud.[C. foetidum Bunge]

【德昂族药名】发习盖娘。意译：臭牡丹。

【传统用药】以根及叶入药。用于风湿引起的关节痛、腰痛。

【用法用量】臭牡丹根50克，胡椒10粒，水煎服，1天2次，1次15毫升。

外用：采鲜臭牡丹叶适量与姜共切碎拌匀焐火后敷患处。

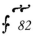

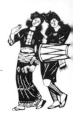

70. 玉米须Zea mays L

【德昂族药名】蕊毫发。意译：玉米须。

【传统用药】以花柱和柱头入药。尿血。

【用法用量】验方：玉米须12克，臭灵丹12克，粗糠柴11克。将以上三味药煎水服，每天1副，1天3次，1次50毫升。

71. 滇丁香Luculia inter-media Hutchno

【德昂族药名】莫间拖娘。意译：野红丁香。

【传统用药】以根、花、果入药。用于心悸、半边瘫。

验方：心悸：三加枫10克，四加枫15克，五加枫15克，蔓荆子10克，莫间那15克，水煎服。半边瘫：光亮密网蕨根25克，鬼针草25克，木贼100克，滇丁香25克，云南萝芙木15克，五味子全草。以上药水煎服。

72. 黄芩Scutellaria baicalensis Geortgino

【德昂族药名】黄芩。意译：滇黄芩。

【传统用药】以根入药。用于治寒痛。

【用法用量】验方：山高良根100克，黄芩根10克，水煎服，每天3次，每次30毫升。

73. 禹白附Typhonium giganteum Eug1的茎

【德昂族药名】麻药。意译：麻药。

【传统用药】冷风湿痛。

【用法用量】煎水服，将其块根炙制为白附片，每服10克。用开水煎熬，1小时至不麻时服用，睡前服。

74. 伸筋草Lycopodium clavatum L.

【德昂族药名】过山龙。意译：伸筋草。

【传统用药】以全草入药。用于发热。

【用法用量】验方：柴胡50克，发山药50克，过山龙50克，水煎

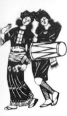

服。

75. 红稗Echinochloa Crusgalli（L）Beauv

【德昂族药名】红稗。意译：红稗。

【传统用药】以根和苗入药。用于妇女产后肚子疼。

【用法用量】验方：五味子根50克，红稗根50克，水煎服，每天1副，每天3次，每次30毫升，兑红糖水吃。

76. 苏木Caesalpinia sappan L.

【德昂族药名】放。意译：苏木。

【传统用药】以心材入药。治疗心慌、心跳。

【用法用量】验方：手拇指甲刮下少许，苏木15克，仙茅草根20克，芒仲唤15克，芒罗唤10克，紫胶5克。将以上水煎服，每副2天，每天2次，每次20毫升。

77. 茜草Rubia cordifolia L [R. akane Nakai]

【德昂族药名】芽邻舍。意译：虎舌草。

【传统用药】以根入药。肾炎，水肿，利尿。

【用法用量】水煎服。每副50克，每天3次，1次50毫升。

78. 番石榴Psidium guajava L

【德昂族药名】麻戛。意译：缅桃。

【传统用药】以叶和果入药。主要用于小儿腹泻。

【用法用量】验方：缅桃叶尖7个，胡椒3粒，茶叶7披，鸡内金2个，红糖30克，糊米30克。将以上六味药水煎服（先放糊米，鸡内金烧焦后再放）。每天1副，1天3次，1次30毫升。

79. 毕澄茄Litsea Cubeba（Lour）pers，[L.citrata Blume]

【德昂族药名】麻长。意译：山鸡椒。

【传统用药】以果实、根及叶入药。用于风寒感冒、腹痛、胃

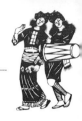

痛。

【用法用量】取鲜果100克，生姜100克，水煎服。或将鲜果用火稍熏片刻，放入开水中浸泡5分钟后饮其水。

80.杜仲Eucommia ulmoides oliv

【德昂族药名】杜仲。意译：杜仲。

【传统用药】以干燥树皮入药。刀口药。

【用法用量】杜仲50克，豌豆七20克，黑防己50克，水煎服。或研成粗粉末，用白酒浸泡10天，每服1酒杯，每天2次，同时外擦伤口处。

81.鸡矢藤Paederia scandens（Lour.）Merr

【德昂族药名】嘿多麻。意译：狗庇藤。

【传统用药】以根或全草入药。用于小儿疳积、产后发热。

【用法用量】验方：鸡矢藤50克，九里光50克，牙勒广50克。将以上三味药加水煮沸配成熏洗剂，1天1副，1副熏洗1次。或将三味药加水煮沸后，用其蒸气熏全身到出汗为止，再加冷水适量清洗全身。

82.藿香蓟Ageratum conyzoides L

【德昂族药名】牙闷喊。意译：藿香蓟。

【传统用药】以全草或叶及嫩茎入药。清热解毒，止痛，止血消肿。

【用法用量】痈疖肿毒，烂疮：取本品鲜草适量或干品10克研末包患处。每天1次。疟疾：本品15～50克，水煎服，每日3次，每次30毫升。风湿疼痛，骨折：本品鲜品适量，捣烂敷患处。

83.刺桐Erythrina indica Lam[E. variegate L. var. orientalis（L）Merr]

【德昂族药名】埋冬。意译：刺桐。

【传统用药】以树皮或根皮入药。用于冷风湿。

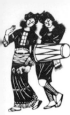

【用法用量】验方：龙爪树全草100克，刺桐树皮10克，乌头50克。将以上三味药煨水，用其蒸气熏脚或手，每天1副，1天1次。

84.石菖蒲Acorus gramineus Solaud

【德昂族药名】菖蒲柏。意译：白菖蒲。

【传统用药】以根状茎入药。用于大便不通引起胸闷、腹胀痛、腹部扭疼（胃溃疡、胃炎和慢性肠胃炎引起的腹痛）。

85.菖蒲Acorus calamus L

【德昂族药名】菖蒲弄。意译：水菖蒲。

【传统用药】以根状茎入药。治疗腹痛（肠炎引起的阵痛）或杀虫。

【用法用量】验方：腹痛：胡椒3～7粒，水菖蒲根15克。将两味药晒干冲细混匀，用开水吞服。杀虱子：用水菖蒲的新鲜根状茎500克，冲细，水煎沸至500毫升，擦洗头发和衣物，并捂上1～2小时，再用清水漂洗。

86.黄李子Prunus Salicina Lindl

【德昂族药名】麻门勒。意译：黄李子。

【传统用药】以根及种仁入药。用于治胆囊炎。

【用法用量】验方：黑万10克，朗夏喊皮10克，黄李子根10克，煎水服，每天1剂，1日3次，1次30毫升。

87.卵叶马兜铃Aristolochia tagala Chamisso

【德昂族药名】黑防己。意译：黑面防己。

【传统用药】以根入药。用于止痛（腰痛，风湿痛，周身痛），跌打损伤和刀口药。

【用法用量】止痛：将本品25克，冲成细粉用开水吞服或直接放入口内嚼吃。跌打损伤或刀口药：杜仲25克，豌豆七25克，黑防己25克。将以上三味药冲细拌酒焙火热包患处。

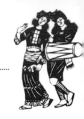

88.含羞草Mimosa pudica L

【德昂族药名】牙对乌。意译：含羞草。

【传统用药】以全草入药。用于神经衰弱。

【用法用量】含羞草50克，冰糖15克，水煎服，每天2次，1次30毫升。

89.草玉梅Anemone rivularis Buch-Ham

【德昂族药名】麻务拎。意译：虎掌草。

【传统用药】以根入药。消肿止痛，拔毒生肌。

【用法用量】取本品50克，捣烂外敷患处，1天1次。

90.石榴Punica granatum L.

【德昂族药名】麻脏拍。意译：石榴。

【传统用药】以根、茎皮、花、叶和果皮入药。用于驱虫（绦虫、小儿蛔虫）或虫闹引起的腹痛。

【用法用量】验方，驱虫：石榴树皮100克，核桃树皮100克，槟榔5～6个。水煎服，每天早晚各空腹服1次，1次100毫升。腹痛：杏壳35克，胡椒7粒，石榴子7粒（要用火烧），将以上三味药冲细用开水吞服。

91.紫菀（附：山紫菀）Aster tataricus 1

【德昂族药名】梦林。意译：紫菀。

【传统用药】以根部入药。消炎。用于痢疾。

【用法用量】根入药。将其根水煎服。每副干品30克，1天3次，1次20毫升。

92.滇刺枣Zizyphus mauriana Lam

【德昂族药名】麻活。意译：西西果。

【传统用药】以根皮和种仁入药。用于高热惊厥、肠炎、痢疾。

【用法用量】用于高热惊厥：牙货龙10克，糯米10克，西西果叶

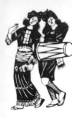

10克，芒凹10克，石灰水10克（石灰用火先烧红，后兑水，再取用其上清液），胡椒7粒。将以上六味药冲细用开水吞服，每天3次。用于治肠炎、痢疾：取本品鲜叶或皮45克，煎水服。

93.三叶蔓荆子Vitex txifolia L

【德昂族药名】软板。意译：蔓荆子。

【传统用药】以成熟果实入药。用于腹痛、胃溃疡。

【用法用量】验方：蔓荆子10克，席蒙脑5克，荜拔叶7叶，明杀浪5克，石菖蒲10克，杏壳1克，大蒜1克。将以上七味药晒干冲细开水吞服。

94.大象皮Elephas maximus L 的皮。

【德昂族药名】浪赞。意译：象皮。

【传统用药】刀口药，肠炎。

【用法用量】跌打损伤收口：豌豆七，七叶一枝花，小黑牛，黑防己，大象皮，以上五味药适量冲细，用火焐热包患处。伤口要好时，用大象皮磨水，用其水擦伤口，封口效果较佳。肠炎：将大象皮用火烧焦后，温开水吞服。

95.牛骨Bos taunis dome-sticus Gmelin 或水牛Bubalus bubalis L的骨头。

【德昂族药名】牛骨。意译：牛骨。

【传统用药】用于治半边瘫痪。

【用法用量】将水牛骨或黄牛骨用火烧红，再用野蒿铺在烧红的牛骨上。让病人偏瘫的部位接触在蒿子上焐，直到焐出汗为止。

96.树头菜Crataeva falcate（Lour）DC.

【德昂族药名】帕贡。意译：鸡爪菜。

【传统用药】以根、叶入药。主治黄疸型肝炎。

【用法用量】验方：怕贡根100克，染饭花根150克，莫打海弄

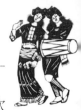

根150克，臭灵丹全草150克。将以上煎水服，每天1剂，1天3次，1次30～50毫升。

97.腊肠树Cassia fistula L.

【德昂族药名】软冷。意译：牛角树。

【传统用药】以根、皮及种仁入药。治疗呕吐、腹胀、黄疸型肝炎、胃痛、腹痛、摆子黄、狗蛇咬伤。

【用法用量】腹胀、呕吐：木蝶蝴10克，腊肠树根5克，罗望子叶尖7个，万两普5克，红辣子2个。以上五味药，水煎服。1天3次。

黄疸型肝炎：腊肠树皮15克，水煎服。

胃痛，腹痛：腊肠树果实种仁5克，水煎服。

摆子黄：腊肠树种仁10克，黑喊5克，车前5克，地胆草3克，柴木通10克，山鸽子窝1个，将以上各药，水煎洗及内服。

狗、蛇咬伤：腊肠树果实种仁，云食果，草果，牙别令果，共研细，敷咬伤处或涂擦洗。

98.嘉兰Gloriosa Superba L.

【德昂族药名】莫丙喷。意译：嘉兰。

【传统用药】以根状茎入药。肠炎：石菖蒲5克，嘉兰2克，牙法弄10克，黑心姜5克，胡椒5克。共研细末，开水吞服，每天2次，1次1克。鼻衄：青果榕皮30克，野茄树根30克，嘉兰15克，杏姜30克。共捣烂取其汁滴入鼻内，1天3次，每次数滴。

【附注】嘉兰有大毒，须慎用。

99.须药藤Stelmatocrypton Khasianum（Benth）Baill

【德昂族药名】鹅巴沙戛娘。意译：羊角藤。

【传统用药】以藤入药。润肺，解毒。用于贫血。

【用法用量】验方：贫血：南山藤5克，小红葱5克，黑万5克，五味子5克，牙朗嫩5克，水煎服。

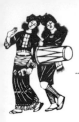

100.泡桐Paulownia fortunei（Seem）Hemst.

【德昂族药名】桐皮。意译：桐皮。

【传统用药】以根、果入药。用于跌打损伤。

【用法用量】验方：豌豆七10克，七叶一枝花10克，小黑牛5克，黑防己10克，大象皮适量，桐皮5克。将以上六味药冲细包患处。7天换1次敷包药。

101.山羊角Naemorhedus goral Hardwicke的角。

【德昂族药名】白山羊。意译：白山羊。

【传统用药】用于治疗尿闭（闭尿）。

【用法用量】适用于各种疾病引起的尿闭：将白山羊角削成薄片冲细或磨成粉炖鸡蛋吃。

102.多蕊木Tupidanthus calyyptratus Hook. f. et Thoms

【德昂族药名】埋闷批。

103.麒麟叶（狮子尾）Epipremnum pinnatum [L.] Engl.

【德昂族药名】过山龙。

104.葫芦Lagenaria siceraria （Molina）Standl.

【德昂族药名】芒脑掏。

105.密蒙花Buddleia officinalis Maxim

【德昂族药名】莫毫冷。

第二节　《云南民族药志》第一卷中记载的德昂族用药

《云南民族药志》第一卷中收载了德昂族常用药76种，除与《德昂族药集》记载相同的外还有58种。

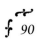

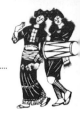

1. 八角枫Alangium chinense(Lour.)Harms

【德昂族药名】敕来给朵

【德昂族用药经验】用根。辛、微温；有毒。舒筋活血，散瘀止痛。用于风湿关节痛，精神分裂症。侧根用量1.5～3g或须根不超过0.6g。

2. 儿茶Acacia catechu（L. f. ）Willd.

【德昂族药名】买冈阿

【德昂族用药经验】未标注。

3. 大叶仙茅Curculigo capitulata(Lour.)O. Kuntze.

【德昂族药名】格巴喋

【德昂族用药经验】用根茎。苦、涩，平。补肾固精。用于肾虚喘咳，腰膝酸痛，遗精。

4. 山乌龟stephania delavayi Diels

【德昂族药名】古各罗

【德昂族用药经验】未标注。

5. 山稗子Carex baccans Ness

【德昂族药名】表波仁

【德昂族用药经验】用根、种子。用于月经过多、产后出血。用量50～100克，水煎服。

6. 川芎Ligusticum chuanxiong Lort.ex S.Qiu et al.

【德昂族药名】刀格绕所

【德昂族用药经验】未标注。

7. 木耳Auricularia auricula（L. ex Hook. ）Underw.

【德昂族药名】地果药

【德昂族用药经验】未标注。

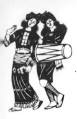

8. 木芙蓉Hibiscus mutabilis L.

【德昂族药名】桑布热

【德昂族用药经验】未标注。

9. 木棉Bombax malabaricum DC.

【德昂族药名】嫩

【德昂族用药经验】未标注。

10. 五加Acanthopanax gracilistylus W. W. Smith.

【德昂族药名】昂桑夏

【德昂族用药经验】用茎皮根。用于风湿关节痛，腰腿酸痛，半身不遂。

11. 牛膝Achyranthes bidentata Blume

【德昂族药名】芽盖

【德昂族用药经验】未标注。

12. 毛丁白头翁Gerbera piloselloides (L.) Cass.

【德昂族药名】块块、摆吐翁

【德昂族用药经验】用全草。用于赤白痢、肠胃炎、跌打。

13. 长春花Catharanthus roseus (L.)G. Don

【德昂族药名】菠莫克

【德昂族用药经验】未标注。

14. 凤仙花Impatiens balsamina L.

【德昂族药名】办达恶、阿磨

【德昂族用药经验】用全草。甘、温，有小毒。用于关节痛、蛇咬伤、急性肾炎、水肿、泌尿系感染、吐血、尿血、高血压病。用量3～6克。

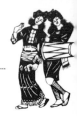

15. 白及Bletilla striata(Thunb.)Reichb.

【德昂族药名】巴格绕

【德昂族用药经验】用假鳞茎。苦、凉。益肺止血，消肿。用于肺结核、咳血、胃溃疡出血、烧烫伤。用量6～12克，水煎服。

16. 白饭树Fluggea virosa（Roxb. ex Willd.）Voigt

【德昂族药名】干巴娘
【德昂族用药经验】未标注。

17. 白薇Cynanchum atratum Bunge

【德昂族药名】娃波孔
【德昂族用药经验】未标注。

18. 半边莲Lobelia chinensis Lour.

【德昂族药名】刀端
【德昂族用药经验】未标注。

19. 地胆草Elephantopus scaber L.

【德昂族药名】菠热桑、北牛
【德昂族用药经验】用根。用于腹痛，5～10克，水煎服。

20. 肉桂Cinnamomum cassia Presl

【德昂族药名】许来劳
【德昂族用药经验】未标注。

21. 灯台树Alstonia scholaris(L.)R.Br.

【德昂族药名】许翁动
【德昂族用药经验】未标注。

22. 红花Carthamus tinctorius L.

【德昂族药名】菠布热

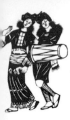

【德昂族用药经验】未标注

23.苎麻Boehmeria nivea(L.)Gaud.

【德昂族药名】荟

【德昂族用药经验】未标注。

24.吴茱萸Evodia rutaecarpa (Juss.) Benth.

【德昂族药名】许格掉

【德昂族用药经验】未标注。

25.佛手Citrus medica L.var.sarcodactylis (Nooten) Swingle

【德昂族药名】别格

【德昂族用药经验】未标注。

26.沉香Aquilaria sinensis (Lour.)Spreng.

【德昂族药名】白木香

【德昂族用药经验】未标注。

27.诃子Terminalia chebula Retz.

【德昂族药名】摆马纳、诃子

【德昂族用药经验】用果。用于口舌干燥，声音嘶哑。

28.鸡冠花Celosia cristata L.

【德昂族药名】菠苛呀

【德昂族用药经验】未标注。

29.鸡蛋花Plumeria rubra L.

【德昂族药名】许桑毕

【德昂族用药经验】未标注。

30.刺天茄Solanum indicum L.

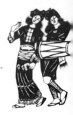

【德昂族药名】麻响展

【德昂族用药经验】未标注。

31. 苦参Sophora flavescens Ait.

【德昂族药名】玉角布热

【德昂族用药经验】：用根。苦，寒；有小毒。用于急性细菌性痢疾、阿米巴痢疾。用量4.5～9克。不能与藜芦同用。

32. 拔毒散Sida szechuenensis Matsuda

【德昂族药名】芽兰

【德昂族用药经验】未标注。

33. 虎掌草Anemone rivularis Buch.-Ham.ex.DC.

【德昂族药名】工岗所

【德昂族用药经验】未标注。

34. 肾茶Clerodendranthus spicatus（Thunb.）C.Y.Wu

【德昂族药名】虎莫猫

【德昂族用药经验】未标注。

35. 金钗石斛Dendrobium nobile Lindl.

【德昂族药名】菠决冬

【德昂族药用经验】未标注。

36. 金银花Lonicera japonica Thunb.

【德昂族药名】菠展戛苗

【德昂族药用经验】未标注。

37. 泽泻Alisma orientale（Sam.）Juz.

【德昂族药名】刀萨若

【德昂族用药经验】用块根。甘，寒。用于肾水肿、肾盂肾炎。

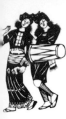

用量9～12克。

38. 卷柏Selaginella pulvinata(Hook.et Grev.)Maxim.

【德昂族药名】波吼冒

【德昂族用药经验】用全草。用于感冒发热、喉痛。用量15克，水煎服。

39. 草血竭Polygonum paleaceum Wall.ex Hook.f

【德昂族药名】哨风头

【德昂族用药经验】用根。收敛止血。用于胃溃疡出血、肠出血。用量40～50克，水煎服，或研粉配方撒敷。外用浓缩粉撒于伤口上。

40. 响铃豆Crotalaria albida Heyne ex Roth

【德昂族药名】别若若

【德昂族用药经验】未标注。

41. 香附Cyperus rotundus L.

【德昂族药名】格办当

【德昂族用药经验】用根茎。辛、苦、甘，平。用于胃腹胀痛、两胁疼痛、痛经、月经不调、流感、急性胃肠炎、湿疹。用量6～12克。

42. 穿心莲Andrographis paniculata(Burm.f.)Nees

【德昂族药名】穿心莲

【德昂族用药经验】未标注。

43. 莲Nelumbo nucifera Gaertn.

【德昂族药名】菠

【德昂族用药经验】未标注。

44. 粉叶小檗Berberis pruinosa Franch.

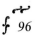

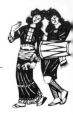

【德昂族药名】阿莫外

【德昂族用药经验】用根。用于痢疾、肠炎、肺炎、急性结膜炎、急性黄疸型肝炎、疮疖。用量15～25克，水煎服。

45. 益母草Leonurus japonicus Houtt.

【德昂族药名】相菠热

【德昂族用药经验】未标注。

46. 绣球防风Leucas ciliata Benth.

【德昂族药名】刀许那

【德昂族用药经验】用全草。苦、辛，微温。用于小儿雀眼、白翳、疳积。用量10克，水煎服，日服二次；吞服干粉3克或炖肉吃。

47. 黄花蒿Artemisia annua L.

【德昂族药名】格相拉帅

【德昂族用药经验】未标注。

48. 银杏Ginkgo biloba L.

【德昂族药名】别布拉

【德昂族用药经验】未标注。

49. 猪鬃草Adiantum capillus-veneris L.

【德昂族药名】瓦邦巴

【德昂族用药经验】用全草。用于感冒发热，肝炎，肠炎，急性肾炎。用量15～30克。

50. 望江南Cassia occidentalis L.

【德昂族药名】买刀越

【德昂族用药经验】用种子、茎叶。甘、苦，平，有小毒。种子用于高血压头痛、习惯性便秘、慢性肠炎；茎叶用于蛇咬伤。用量6～9克，叶外用包敷。

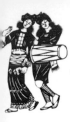

51.酢浆草Oxalis corniculata L.

【德昂族药名】刀布让瑞

【德昂族用药经验】用全草。酸，凉。用于肠炎，肝炎，尿路感染，结石；外用于跌打损伤。用量9～15克。

52.落地生根Bryophyllum pinnatum(L.f.)Oken

【德昂族药名】打不死

【德昂族用药经验】用全草。用于乳痈、中耳炎、关节痛、疔疮、跌打损伤、外伤出血、烧烫伤。鲜根用于腹泻、痢疾。

53.喜树Camptotheca acuminata Decne.

【德昂族药名】喜树
【德昂族用药经验】未标注。

54.紫茉莉Mirabilis jalapa L.

【德昂族药名】玻羔

【德昂族用药经验】用根、叶、种子。用于尿路感染、糖尿病、水肿、前列腺炎、疥癣、跌打损伤、疮疡肿痛、臁疮。种子内胚乳用于面上斑痣、粉刺，皮肤起黄水疱，溃破流黄水。

55.槟榔Areca catechu Linn.

【德昂族药名】槟楠
【德昂族用药经验】未标注。

56.薄荷Mentha haplocalyx Briq.

【德昂族药名】怕遮翁
【德昂族用药经验】未标注。

57.檀香Santalum album L.

【德昂族药名】檀香
【德昂族用药经验】未标注。

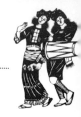

58. 翻白叶Potentilla fulgens Wall.ex Hook.

【德昂族药名】老勒龙

【德昂族用药经验】用根。甘、微苦，平。用于红白痢疾，肠炎，消化不良，贫血。用量3～9克，水煎服。

第三节　《云南民族药志》第二卷中记载的德昂族用药

《云南民族药志》第二卷中记载了德昂族用药58种，除与《德昂族药集》所记载相同的外还有50种。

1. 了哥王Wikstroemia indica(L.)C.A.Mey.

【德昂族药名】莫闲那。

【德昂族用药经验】用根内皮。苦，寒，有毒。用于跌打损伤、呼吸道炎症。用量3～9克，水煎服。

2. 土牛膝Achyranthes asperL.

【德昂族药名】克让让

【德昂族用药经验】用根、全草。清热解毒。用于感冒发热，风湿性关节炎，泌尿系结石。用量15～30克。

3. 土黄芪Malva verticillata L.

【德昂族药名】必西达耶、权都喋

【德昂族用药经验】 用种子、茎叶。甘，寒。利尿下乳，润肠通便。用于结石、乳汁不通、胞衣不下。茎叶用于黄疸型肝炎。用量3～9克。

4. 大叶丁香Eugenia caryophyllata Thunb.

【德昂族药名】令娘

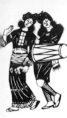

【德昂族用药经验】本品不宜与郁金同用。用花蕾。辛，温。温脾胃，降逆气。用于胃寒呕吐逆泻，脘腹作痛。用量2.5～7.5克。

5. 大麻Cannabis sativa L.

【德昂族药名】昂给当

【德昂族用药经验】本品有毒。用种子。甘，平。润燥滑肠。用于体弱津亏，便秘。用量9～15克。

6. 千里光Senecio scandens Buch.-Ham.ex D.Don

【德昂族药名】刀罕茅

【德昂族用药经验】用全株。苦、辛，凉。解毒，消肿，清肝明目。用于肺炎，肠炎，过敏性皮炎。用量15～30克。

7. 女贞子Ligustrum lucidum Ait.

【德昂族药名】女贞子

【德昂族用药经验】苦，平。滋补肝肾，乌发明目。用于肝肾阴虚、头目晕眩、头发早白。用量9～15克。

8. 马鞭草Verbena officinalis L.

【德昂族药名】Kadnong喀农、刀靠绕

【德昂族用药经验】用全草。苦，微寒。利尿消肿。用于急性肾炎、急性胃炎、疟疾、细菌痢疾、肝炎。用量15～30克。

9. 木豆Cajanus cajan（L.）Millsp

【德昂族药名】玉角

【德昂族用药经验】辛、涩。散瘀止痛。用于黄疸型肝炎，风湿关节痛，跌打损伤，瘀血肿痛。用量8～15克。

10. 石胡荽Centipeda minima（L.）A.Br.et Aschers

【德昂族药名】刀艾芽喋

【德昂族用药经验】用全草。辛，温。用于感冒鼻塞、急慢性鼻

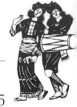

炎、过敏性鼻炎、慢性气管炎、风湿关节痛。用量3～6克，鲜品9～15克。

11. 龙葵Solanum nigrum L.

【德昂族药名】别朗朗

【德昂族用药经验】苦，寒。有小毒。用于感冒发热、牙痛、慢性气管炎、泌尿系感染、癌症。用量3～9克，水煎服。

12. 白花蛇舌草Hedyotis diffusa Willd.

【德昂族药名】格南灵

【德昂族用药经验】用全草。辛、淡，凉。清热解毒，活血止痛。用于恶性肿瘤、肝炎、跌打损伤。用量15～60克。

13. 白豆蔻Amomum kravanh Pierre ex Gagnep.

【德昂族药名】灵萨菌

【德昂族用药经验】用果实。辛，温。用于胸腹满闷，反胃呕吐，宿食不消。用量30～60克。

14. 冬瓜Benincasa hinspida(Thunb.)Cogn.

【德昂族药名】巴闷

【德昂族用药经验】用果实。甘，凉。清热利尿，消肿。用冬瓜去皮取肉研细敷刀枪伤处，一天换一次。

15. 丝瓜Luffa cylindrica(L.)Roem

【德昂族药名】菠董

【德昂族用药经验】用叶、花、根、茎藤、维管束。苦，寒。丝瓜络用于经闭，乳汁不通，乳腺炎。叶用于百日咳。根用于鼻炎。用量：叶9～15克，藤30～60克，水煎服。

16. 竹节参Panax japonicus C.A.Mey.

【德昂族药名】三七布朗

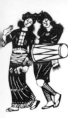

【德昂族用药经验】用根茎。甘、微苦，温。滋补强壮，散瘀止痛，止血。用于久病虚弱、产后血瘀痛、跌打损伤。用量3～9克。

17.向日葵Helianthus annuus L.

【德昂族药名】砖碗

【德昂族用药经验】用种子。利尿平喘，滋阴，截疟。

18.红紫珠Callicarpa rubella Lindl.f.angustata p'ei

【德昂族药名】楠布来喋

【德昂族用药经验】用根。苦、涩，平。止血，散瘀，消炎。外敷伤口拔异物。

19.防风Saposhnikovia divaricata(Turcz.)Schischk.

【德昂族药名】刀格绕所

【德昂族用药经验】用根。辛、苦、甘，温。发汗解表，祛风湿。用于风寒感冒、头痛、无汗、偏头痛。用量3～9克，水煎服。

20.杨梅Myrica rubra(Lour.)Sieb.et Zucc.

【德昂族药名】别间众

【德昂族用药经验】用根、树皮。用于跌打损伤、骨折、痢疾、十二指肠溃疡、烧烫伤。

21.苍耳子Xanthium sibiricum Patrin ex Widder.

【德昂族药名】不芋英

【德昂族用药经验】苦，温，有毒。种子用于慢性鼻窦炎、副鼻窦炎；全草用于子宫出血、深部脓肿。用量种子4.5～9克，全草30～60克。本品有毒，此用法仅供参考，内服须遵医嘱。

22.鸡根Polygala arillata Buch.-Ham.ex D.Don

【德昂族药名】阿普热等

【德昂族用药经验】未标注。

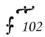

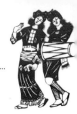

23. 芦根 Phragmites australis(Cav.)Trin.ex Steud.

【德昂族药名】热格罗

【德昂族用药经验】用根。甘，寒。用于高热、牙出血、鼻出血、气管炎。

24. 枇杷 Eriobotrya japonica(Thunb.)Lindl.

【德昂族药名】拉格布热

【德昂族用药经验】用果实、叶。苦，平。用于支气管炎，肺热咳喘，胃热呕吐。用量7.5～15克，水煎服。

25. 苦楝皮 Melia azedarach L.

【德昂族药名】许格奈

【德昂族用药经验】用茎皮。苦，寒，有小毒。杀虫。用于蛔虫病、钩虫病、疥疮、头癣。用量6～9克。

26. 苦藤 Dregea volubilis(L.f.)Benth.ex Hook.f.

【德昂族药名】波腮腮

【德昂族用药经验】用根。用于胃痛、神经衰弱、食欲不振、便秘。

27. 岩陀 Rodgersia sambucifolia Hemsl.

【德昂族药名】牙勒街

【德昂族用药经验】用根茎。苦、微涩，凉。解热收敛。用于风湿骨痛、肠炎、菌痢、外伤出血。

28. 金钱草 Lysimachia chrirstinae Hance

【德昂族药名】刀虎业

【德昂族用药经验】未标注。

29. 狗屎兰花 Cynoglossum amabile Stapf et Drumm.

【德昂族药名】拉努

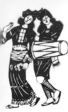

【德昂族用药经验】用全草。甘，苦。用于肝炎、痢疾、尿痛、肺结核、咳嗽、外伤出血、骨折、关节脱臼。用量3～9克。

30. 鱼腥草。Houttuynia cordata Thunb.

【德昂族药名】别簪啊、帕怀

【德昂族用药经验】用根茎、全草。根茎用于月经不调。全草用于感冒咳嗽、发热。

31. 韭菜根Allium tuberosum Roettler ex sprengel

【德昂族药名】帕扁

【德昂族用药经验】用全草、种子。辛，温。用于小儿疝气、自汗、盗汗。外用于蛇咬伤。全草适量。种子用于阳痿遗精，用量3～9克。

32. 香橼Citrus medica L.

【德昂族药名】别格

【德昂族用药经验】用果实。辛、苦、酸，温。用于胸闷，气逆呕吐，胃腹痛、痰饮咳嗽。用量4.5～9克，水煎服。

33. 姜Zingiber officinale Rosc.

【德昂族药名】相卡

【德昂族用药经验】用块根。辛，热。温中，回阳逐寒。用于痰饮咳嗽。用量15克。

34. 绞股蓝Gynostemma pentaphyllum(Thunb.)Makino

【德昂族药名】刀布

【德昂族用药经验】用根茎、全草。苦，寒。用于支气管炎，传染性肝炎、肾盂肾炎。用量0.75～1克。

35. 桃仁Prunus Persica(L.)Batsch

【德昂族药名】昂别空

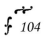

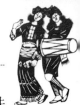

【德昂族用药经验】用种仁。苦、甘，平。用于痛经，闭经，跌打损伤，瘀血肿痛。用量4.5～9克，水煎服。

36.桉树Eucalyptus robusta Smith

【德昂族药名】别拉早

【德昂族用药经验】用叶、果实。辛、苦，平。抑菌消炎。用于上呼吸道感染、肺炎、慢性肾盂肾炎。用量9～15克，外用不宜过量。

37.盐肤木Rhus chinensis Mill.

【德昂族药名】别阿芋

【德昂族用药经验】用根、叶。酸、咸，寒。根用于感冒发热，咳嗽，咯血。叶用于跌打损伤，漆疮。用量15～60克，鲜品捣烂敷患处。

38.臭灵丹Laggera pterodonta（DC.）Benth.

【德昂族药名】芒毕

【德昂族用药经验】用全草。辛、苦，温，有小毒。用于感冒、咽喉炎、支气管炎、疟疾。用量15～25克。

39.烟草Nicotiana tabacum L.

【德昂族药名】布哇

【德昂族用药经验】用全草。辛，温，有毒。用于疔疮肿毒、头癣、毒蛇咬伤。多作外用，全草水煎搽患处。

40.海金沙Lygodium japonicum（Thunb.）Sw.

【德昂族药名】瓦翁

【德昂族用药经验】用孢子、全草。甘，寒。用于泌尿系结石、肾炎。用量：孢子6～9克，全草15～30克，每日1剂，分2次服。

41.通关藤Marsdenia tenacissima（Roxb.）Wight et Arn.

【德昂族药名】玉摆我当

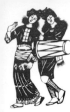
【德昂族用药经验】用藤茎。苦，寒。用于支气管哮喘、乳汁不通、癌肿。用量9～15克，水煎服。

42.黄独Dioscorea bulbifera L.

【德昂族药名】不劳阿巴

【德昂族用药经验】用块茎。苦，凉，有小毒。用于甲状腺肿大、吐血，癌肿。每次10～15克，水煎服。外用适量，捣烂或磨汁涂敷患处。

43.曼陀罗Datura stramonium L.

【德昂族药名】克巴当

【德昂族用药经验】用果实、花、叶。苦，温，有大毒。用于支气管哮喘、慢性气管炎、胃痛、牙痛、风湿痛、损伤疼痛。用量：0.3～0.6克，水煎服或酊膏剂。

44.淡竹叶Lophatherum gracile Brongn.

【德昂族药名】布热软

【德昂族用药经验】用心材。甘，寒。用于心慌。用量15～25克，水煎服。

45.博落回Macleaya cordata(Willd.)R.Br.

【德昂族药名】权榜

【德昂族用药经验】苦、寒，有大毒，不可内服，外用适量。用于跌打损伤、风湿关节痛、下脚溃疡。

46.阔叶十大功劳Mahonia bealei(Fort.)Carr.

【德昂族药名】哈来阿

【德昂族用药经验】用叶、根茎。苦，寒。叶滋阴解热，根茎清热解毒。用于细菌性痢疾，肝炎。用量15～30克。

47.蓝桉Eucalyptus globulus Labill.

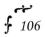

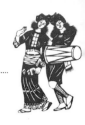

【德昂族药名】蓝桉

【德昂族用药经验】用叶、果实。辛、苦，微温。用于感冒、发热、头痛、消化不良、肠炎、腹痛。每用15～25克，水煎服。

48.蒟蒻薯Tacca chantrieri Andre'

【德昂族药名】嘿

【德昂族用药经验】用根茎，有毒。用急慢性肠炎，用开水吞服1克。

49.锦葵Malva sinensis Cav.

【德昂族药名】波球

【德昂族用药经验】微甘，凉。消肿止痛，疮痛。用量10克，水煎服，日服2次。鲜品外敷。

50.稻Oryza sativa L.

【德昂族药名】靠我

【德昂族用药经验】用种子。甘，温。用于食积不化、不思饮食。用量1.5～3g。

第四节　《云南省志·医药志》记载的德昂族用药

《云南省志·医药志》记载的德昂族药有36种。除与《德昂族药集》和《云南民族药志》所记载重复的外还有以下10种。

1.蕺菜Houttuynia cordata Thunb.

【德昂族药名】别簪阿

【德昂族用药经验】根茎入药，用于月经不调。

2.紫金龙Dactylicapnos scandens (D.Don)Hutch.

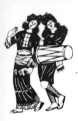

【德昂族药名】豌豆夕

【德昂族用药经验】根入药，用于踢打内外伤疼痛、妇女干血痨。

3.粗叶榕Ficus simplicissima Lour.

【德昂族药名】楼淡

【德昂族用药经验】根入药。用于消化不良、咳嗽。

4.缅枣Ziziphus mauritiana Lam.

【德昂族药名】麻活

【德昂族用药经验】根皮、种仁入药。用于高热惊厥、肠炎、痢疾。

5.长叶酸藤子Embelia longifolia (Benth.)Hensl.

【德昂族药名】麻挂弄

【德昂族用药经验】全株入药。消肿散瘀。用于跌打损伤。

6.飞仙藤Periploca calophylla(Wight)Falc.

【德昂族药名】穿鱼草

【德昂族用药经验】根或全株入药。用于风湿跌打、骨折。

7.娃儿藤Tylophora ovata (Lindl.)Hook.ex Steud.

【德昂族药名】簸能骂

【德昂族用药经验】根入药。用于风湿，外用于扭伤（捣敷）。

8.凉喉茶Hedyotis scandens Roxb.

【德昂族用药经验】全株入药，消炎，止咳。用于肺炎、肺结核及支气管炎。藤叶剁碎，加适量猪油，微火加热敷黄水疮。

9.大花金钱豹Campanumoea javanica BL.Subsp. javanica

【德昂族药名】嗒戛伦

【德昂族用药经验】根入药，补中益气。用于乳汁不足、浮肿、

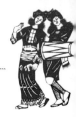

胸闷。

10.鞭打绣球Hemiphragma heterophyllum Wall.

【德昂族用药经验】全株入药，用于坐骨神经痛。

经过检索对比，《德昂族药集》《云南民族药志》和《云南省志·医药志》中记载的德昂族常用药物除重复的外共收载了德昂族常用药223种。

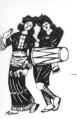

第六章　德昂族重要医药人员

第一节　德昂山寨好"达谋"----刘贵荣

　　在诗情画意的德昂山寨，流传着好"达谋"（德昂语为"医生"）军弄乡医院副院长、县政协委员、中医主治医师刘贵荣的故事。

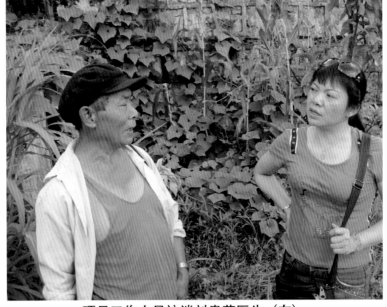

项目工作人员访谈刘贵荣医生（左）

　　从小学开始，刘贵荣就有一个信念，德昂族要能同其他民族一样当家做主，参加经济建设，就必须学好文化知识。在这种求知欲望思

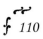

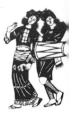

想的鼓舞下，他克服了生活及语言上的困难，于1969年读完了初中，接着被安排在大寨乡（原来的小乡）担任文书工作，但心怀壮志的刘贵荣并不满足，正在寻求新的进步的时候，刘贵荣进一步深造的机会来了——他被选送到云南中医学院学习。1972年的下学期，正当学习进入紧张阶段，想不到的困难出现了，家中老人病重，作为独生子的刘贵荣不得不告假回家，待父母病愈，刘贵荣已经缺课三个月了，爱人和父母都没有因家庭困难而阻止刘贵荣上学，苦恼的是没有路费回到学校，向当地信用社贷款，答复是没有这个项目，刘贵荣只好向医学院求援，想不到医学院立即给刘贵荣寄了50元的路费，刘贵荣得以复学，完成了中医学院的学业，取得大专文凭。

刘贵荣始终没有忘记党和政府对他的培养，他自己知道生在大山长在大山，是靠大山哺育成长，永远是大山之子，文凭不是向组织上讨价还价的本钱，理所当然地应回报大山，服务于大山人民。1974年，军弄卫生所成立，生活医疗条件都很差，领导上安排他暂时先搞防疫，他毫无怨言，和其他医务工作人员一道，深入生产工地，走村串寨，登上德昂竹楼，为德昂同胞不知熬过多少不眠之夜，为人们解除病苦。那时，刘贵荣的家属在农村，每当春耕大忙季节，都得请假回家扶犁拖耙，完成家中农活，在山区的农村，每当农活最忙时，也是疾病较为流行的季节。1981年，刘贵荣请农假回家种苞谷，才到工地半天，就有哈里村的社员曹南帕病重而找到工地，刘贵荣只好停下手中的农活去诊治，一去就是五天。曹南帕得的是急性阑尾炎，病人得救了，却误了自己家的农活。1984年6月中旬，正是忙栽秧的季节，刘贵荣利用农忙假到五道河做田栽秧，正在繁忙时刻，下寨的姚阿任的孩子从树上跌下来摔成重伤，有人到工地找到刘贵荣，刘贵荣二话没说，赶去抢救。不论是在工地还是在医院，他随叫随到。他学的是中医专业，但村里的猪、牛病了也找他医治，刘贵荣尽力而为。1983年，多年不孕的军弄乡供销社一职工妻子有了身孕，分娩时心情格外紧张，找上门来，刘贵荣没有专门学过接生，但又不好推辞，只好同

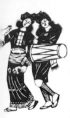

另一男医生一道，壮着胆子，按一般的常识，顺利完成了接生。

俗话说，人有两怕，一怕中年丧妻，二怕老年丧子。1975年，人生最怕的灾难降临到刘贵荣头上，妻子因难产病故。这时，家中有60多岁的双亲需要照顾，五岁的大女儿和刚出生的女婴需要抚养。有人建议他退职回家照顾老小，双亲却鼓励儿子说："你是德昂族的一代医生，不能因为家中的不幸影响了你在医院的工作。"刘贵荣流着泪把婴儿送给别人抚养。五天后，仍按上级的安排，按时出发到临沧参加会议。事后，所长才知道刘贵荣家的不幸。刘贵荣说："大山的儿子应有点大山的精神，面临的困难再大也只是家庭的事，我有能力顶得住。"

1980年，刘贵荣以德昂族代表的身份参加了云南少数民族参观团赴北京参观，受到党和国家领导人的接见。1987年全县评定技术职称时，刘贵荣被评为主治医师，接着全家四口人被批准转为非农业人口，解决了家庭的后顾之忧。1989年，被军弄乡党委评为优秀党员，受到中共镇康县委的表彰。县卫生局领导曾两次征求刘贵荣的意见，要把他调到生活条件相对好一点的地方，或县医院，或勐捧镇医院，并在其中一次谈话中谈到要他当院长的事。他对县卫生局领导说："不是我不想到条件好的医院工作，而是军弄乡医院更需要我，内地医生虽然有较好的医术，但到军弄后很难适应军弄这样艰苦的环境。我是本地人，又是德昂族，军弄是一个德昂族聚居的地方，德昂人需要我，我能适应这个地方。"从1974年到1996年，军弄医院先后换了五届院长，医生来了一批又一批，而刘贵荣仍然在这里默默地工作着，一直任主治医师和副院长。刘贵荣的家属农转非以后，家属就跟他到医院里住，而他家成了军弄乡医院的唯一住户，这也方便了当地的德昂人，他家成了德昂人的落脚点，经常的有三四名德昂同胞在他家食宿。每当一年一度的泼水节来临，刘贵荣都要主动和大寨的干部联系，组织德昂人过好泼水节。除组织好传统节日外，从1980年到1996年，还组织了五次较大的民族宗教活动，对增进民族团结和友谊做出了积极的贡献。

刘贵荣深受人们的信任和支持，先后被推荐为镇康县第四届、第五届人民代表大会代表，政协镇康县第三届、第四届、第五届、第六届、第七届委员会委员，不管是人大代表还是政协委员，刘贵荣都认真履行其职责和义务，代表本民族和行业，针对人们关心的社会热点、焦点、难点等问题提出意见和建议，许多意见和建议得到了县委、政府的重视并采纳了。

第二节　三台山乡德昂族接骨医生---李二

李二今年68岁，中共党员，家住云南省德宏州芒市三台山乡早外村，因拥有接骨的独特技术而远近闻名。李二的接骨技术是从爷爷那里传下来的，但不知道传了多少代。李二识字不多，1958年曾在夜校读过几天书，汉语说得很好。他的医术主要是治疗无创口的骨折，也治风湿、全身无力、泌尿系结石、感冒等疾病。曾当过村医，也学过一些中草药知识。据他介绍，找他看病的人除了本地的外还有来自保山、龙陵、昌宁、腾冲、芒市、畹町、瑞丽、缅甸、下缅甸等地的，多为跌打损伤和结石患者。

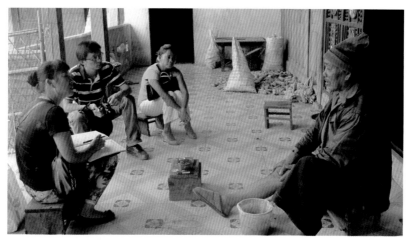

项目工作人员访谈德昂族医生李二（右）

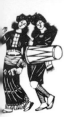

　　李二治病所用的药都是自己上山采来的，大多用新鲜药材。为病人治病他一般不主动索取钱财，而是病人根据条件，随心给一点，遇到没有钱的就送他一点农产品。行医多年来，他用草药治好的病人很多，有的还是到医院治疗不了，而又来找他治的。由于其独特的治疗效果和不主动索取报酬的良好医德，在当地获得了好口碑。

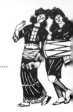

第七章　与德昂族医药相关的传说与趣话

第一节　德昂王子的传说

在很古时候，有一个德昂族王子，母亲瞎了眼睛，王子决心要治好母亲的眼睛，到处找药，当他快要到昆仑山时，路过一条河，就扎了一个木筏，正要渡河时，他的举动被天上的天神知道了，天神怕他到了昆仑山干扰了昆仑山上珍禽异兽的安乐生活，就派人下来骗他说："这条河很宽，根本无法渡过。"德昂族王子信以为真，就返回岸边，天神也不想让这个孝顺的德昂族王子空手而归，就送了他一样东西。王子突然看到一只飞鸟落在他的木筏上，那鸟对王子说："我的嗉囊能治好你母亲的病！"说完就死了。王子就带着这只死鸟的嗉囊回到家里，将嗉囊献给母亲，并把自己所遇到的情况也向母亲说了。王子母亲接过鸟的嗉囊，用手触摸着把嗉囊打开，马上一股清香扑鼻而来，王子的母亲闻到这股清香的味道，一下子眼睛就能看到东西了。母亲见嗉囊里面有籽，就将这种籽种植到自家的地里，后来就在自己的土地上广为种植，这就是茶。

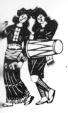

第二节 阿奶茶的传说

德昂族把喝茶叫作"良牙因"。关于"良牙因"的起源还有一个美丽的传说。

相传在很久以前，有一位德昂族老阿奶经常到山里干活，由于天气炎热，山里又很少有水，她在干活的时候经常觉得口干舌燥，非常想喝水。有一天，她看到地边有一棵茶树，此时正是春季，茶树的枝顶长满了嫩绿的新芽，使人看了就有一种想吃一口的感觉。当时阿奶实在是口渴难忍，就顺手采了一把嫩绿的茶叶放进口里咀嚼。茶叶刚一嚼碎，一股清香立刻传遍了阿奶的身体。阿奶不但口不渴了，而且全身感到有一种说不出来的舒畅，顿时精神倍增，干起活来也不觉得累了。后来，每当阿奶进山干活口渴了的时候，她就会嚼食一把茶叶，每次嚼食茶叶都能使阿奶神清气爽，干起活来精力充沛。久而久之，阿奶再也离不开茶叶了。

可是，没过多久，由于季节的变换，那些嫩绿的新芽都长成了老叶子，甚至枯黄脱落。到那个时候，阿奶要想嚼食到鲜嫩的茶叶就很困难了，即使偶尔能找到几片老茶叶，不但嚼食起来比较费力，而且也很难品味到茶叶的清香。若遇天阴下雨或是家里有脱不开身的事情时，阿奶也不便进山采茶或无法进山采茶。为了天阴下雨、家里有事、季节转换时也能食到茶叶，每当阿奶进山干活时，她就会多采一些茶叶带回家里备用。可是，没过几天，从山里背回来的茶叶就会发霉变质，她只得再进山去采。为了不使茶叶变质，且一年四季都能吃到茶叶，阿奶就把从山里采回的茶叶放进锅里慢慢炒干，再把它保存起来。为了让茶叶尽快炒干，又不至于炒焦，她先用旺火爆炒，再用小火慢慢焙干。在爆炒的时候还一边炒一边搅拌，并用手使劲搓揉茶叶，尽量将茶叶中的水分挤去。在天气晴朗、阳光充足的时候，她还会将搓揉的茶叶放到太阳底下晒干。吃茶是为了达到解渴的目的，

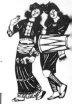

而嚼食干茶叶却要等茶叶全部被唾液浸湿，茶叶都嚼碎后才能品味到茶叶的功效。再者，阿奶的牙齿也没有几颗了，她要嚼碎干茶叶感到十分困难。为了便于嚼碎茶叶，她只好每次嚼茶前都将茶叶用开水泡一下，等茶叶都湿透了，才开始嚼食。而每次开始嚼食前，她都要先用水漱一下口。有一次，阿奶的手边没有别的水，她就用泡茶的水漱口，当她刚把泡过茶的水放进口里，茶叶的清香立即溢遍了她的全身，她干脆把泡茶水咽进了肚里，然后再去嚼食茶叶，这时的茶叶嚼食起来已经没有什么滋味了，所有吃茶的功效已经在喝茶水的时候享受到了。从那以后，阿奶就只喝茶水不吃茶叶了。

　　周围的人见阿奶经常喝茶水，越活越精神，大家就一起来跟她喝茶。阿奶也非常高兴，不但将自己制作的茶给大家喝，还告诉大家发现茶叶的经过和教会了大家怎样制作茶叶。慢慢地，人们也就有了喝茶的习惯。可是，人们却不知道茶叫什么，也不知道怎样称呼喝茶，就把喝茶叫作喝阿奶看见的东西——良牙因。在德昂族语言中"良"是喝的意思，"牙"是阿奶的意思，"因"是看见的意思，把喝茶叫作"良牙因"也是为了纪念阿奶发现了茶叶的功劳。

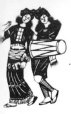

主要参考文献

1. 王铁志. 德昂族经济社会发展与变迁[M]. 北京：民族出版社，2007.

2. 全国政协文史和学习委员会暨云南省政协文史委员会编撰. 德昂族——云南特有民族百年实录[M]. 北京：中国文史出版社，2010.

3. 方茂琴. 德宏德昂族药集[M]. 云南：德宏民族出版社，1990.

4. 云南省药物研究所，云南省民族药工程技术研究中心编著. 云南民族药志（第一卷）（第二卷）[M]. 云南：云南民族出版社，2008，2009.

5. 云南省地方志编纂委员会. 云南省志·医药志（卷七十）[M]. 云南：云南人民出版社，1995.

6. 谢蕴秋. 云南境内的少数民族[M]. 北京：民族出版社出版，1999.

7. 周海钧，等编. 中国民族药志（第一册）[M]. 北京：人民卫生出版社，1984.

8. 周海钧，等编. 中国民族药志（第二卷）[M]. 北京：人民卫生出版社，1990.

9. 曾育麟，中国民族药志（第三卷）[M]. 成都：四川民族出版社，2000.

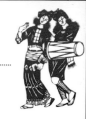

结　语

　　《德昂族医药简介》是在对德昂族医药有关的文献进行整理和对德昂族医药现状进行调研的基础上编写而成的。由于历史上记载德昂族医药的文献较少，并且有德昂族医药记载的文献也是描述药的多，而记录医的少。加之德昂族聚居的地区主要是在较边远地区，要长时间对德昂族医生进行追踪观察比较困难，所以对德昂族的医疗思想和核心理论挖掘得很少。

　　笔者是在兼顾本职工作的同时参与项目工作的，所以项目工作也是断断续续，在文献阅读整理上有疏漏的地方在所难免，加之时间和写作水平有限，所以全书在内容安排和取舍，以及叙述上有不妥和错误的地方，敬请读者见谅。

　　能够开展本课题的研究并顺利达到预定的研究目标，要感谢在项目工作中给予我们大力支持的同行和朋友们。如：德宏州卫生局、芒市卫生局、三台山乡卫生院、临沧市卫生局、临沧市中医院、镇康县卫生局和镇康白岩卫生室等部门的有关同志，还有项目涉及到的各位德昂族医生等等。没有他们的帮助我们的研究任务是无法完成的，在此一并向他们表示衷心的感谢！

瞿广城

2012年4月